高等卫生职业教育创新实验(训)教材

针灸学实训指导

主　编　江开春　周　开
副主编　范高洁　王　静　吴　涛
编　委　（按姓氏笔画排列）
　　　　　王　静　郑州市颈肩腰腿痛医院
　　　　　田新宇　河南新宇脊柱病医学研究院
　　　　　司佳弘　郑州澍青医学高等专科学校
　　　　　闫应西　郑州市颈肩腰腿痛医院
　　　　　江开春　郑州澍青医学高等专科学校
　　　　　孙超龙　郑州澍青医学高等专科学校
　　　　　李富成　河南中医药大学第一附属医院
　　　　　吴　涛　河南推拿职业学院
　　　　　吴毅明　河南中医药大学第三附属医院
　　　　　张占栋　河南推拿职业学院
　　　　　范高洁　郑州澍青医学高等专科学校
　　　　　周　开　郑州澍青医学高等专科学校
　　　　　赵林灿　郑州澍青医学高等专科学校
　　　　　谢　瑾　郑州澍青医学高等专科学校

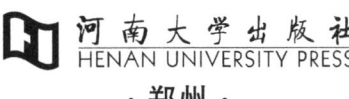

·郑州·

图书在版编目(CIP)数据

针灸学实训指导/江开春,周开主编.--郑州：河南大学出版社,2022.9
ISBN 978-7-5649-5343-0

Ⅰ.①针… Ⅱ.①江… ②周… Ⅲ.①针灸学-高等职业教育-教材 Ⅳ.①R245

中国版本图书馆 CIP 数据核字(2022)第 183414 号

策划编辑	阮林要		
责任编辑	张雪彩		
责任校对	林方丽		
封面设计	史林英		
出版发行	河南大学出版社		
	地址:郑州市郑东新区商务外环中华大厦2401号	邮编:450046	
	电话:0371-86059750(高等教育与职业教育分公司)		
	0371-86059701(营销部)		
	网址:hupress.henu.edu.cn		
排 版	郑州宁昌印务有限公司		
印 刷	河南育翼鑫印务有限公司		
版 次	2022年9月第1版	印 次	2022年9月第1次印刷
开 本	787 mm×1092 mm 1/16	印 张	11
字 数	241千字	定 价	55.00元

本书如有印装质量问题,请与本社联系调换。

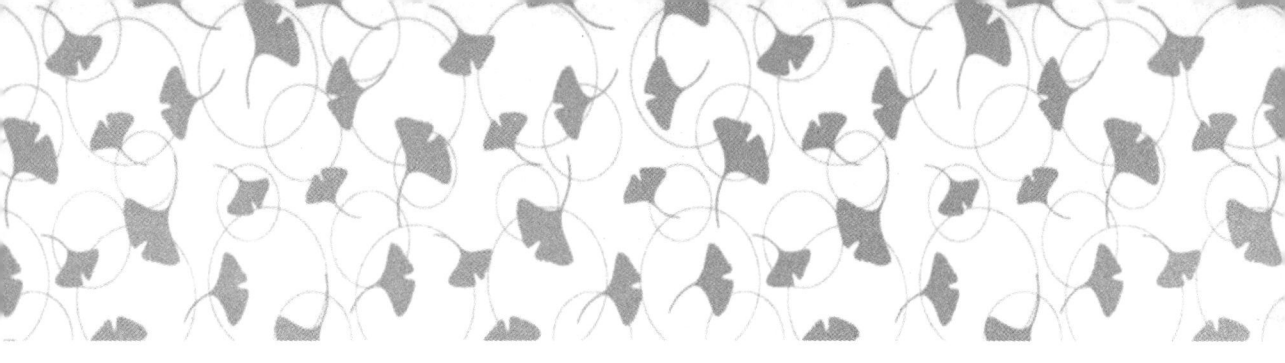

编审委员会名单

主 任 委 员 王左生　孟宪锋　徐玉芳
副主任委员 王　晨　潘守政　江开春　贺　生
委　　　员 王丙申　侯小丽　任　文　李福琴
　　　　　　　张佩琛　严　巍　王宪龄　高洪君
　　　　　　　李　省　廖仲夏　齐　蕊

前　言

为推动我省高职高专医学院校实训实践课程建设和教材建设，培养中医学、针灸推拿专业学生的实践操作能力和临床诊疗能力，构建理论教学与实训教学有机结合的整体化实训实践技能教学体系，我校组织编写了《针灸学实训指导》教材。本教材在编写过程中，结合我校目前的实训教学实际情况，力求突出教材的整体优化性、完整性、实用性。

《针灸学实训指导》主要针对中医学专业、针灸推拿专业及所开设中医课程中包含针灸技能操作的其他专业，目的是加强针灸技能训练，提升临床实践能力。本教材分三个部分：腧穴定位、刺灸方法、针灸治疗。第一部分腧穴定位是针灸临床的基础。要求学生掌握常用腧穴的定位、主治和操作，具备划经点穴操作的基本技能。第二部分刺灸方法主要介绍针灸防治疾病的各种具体方法、操作技术及其作用原理，是针灸基础理论与临床治疗之间的桥梁，是针灸的方法学、技术学。它包括传统的针法、灸法、拔罐法等，又纳入了现代多种刺灸方法的操作应用。要求学生学习本部分内容时必须理论联系实际，进行系统、规范的刺灸方法和技术的训练，通过各种刺法灸法的实验练习，培养学生的实际操作能力。第三部分针灸治疗主要介绍常见急症及临床各科常见病证的针灸治疗，要求学生掌握取穴、配穴及操作，并在针灸治疗中掌握常用针刺补泻方法，培养学生解决临床实际问题的能力。

本教材主要由我校中医系教师编写，相关兄弟院校及实习医院、校企合作单位有关人员参与编写。第一部分腧穴定位由范高洁、司佳弘执笔；第二部分刺灸方法由谢瑾、孙超龙执笔；第三部分针灸治疗由江开春、周开、赵林灿执笔。李富成、吴毅明审核了第一部分腧穴定位内容；吴涛、张占栋审核了第二部分刺灸方法内容；王静、田新宇、闫应西审核了第三部分针灸治疗内容。最后由江开春、周开作全书统稿。

本教材内容实用性强，易学易用，可供中医学、针灸推拿等专业学生使用，也可供医院针灸科及临床各科医师和针灸爱好者学习参考。由于作者学术水平有限，编写时间仓促，难免有不足和错漏之处，恳请读者阅后多提宝贵意见，以便今后修改提高。

郑州澍青医学高等专科学校　江开春
2022年6月

目 录

第一部分　腧穴定位

项目一	手太阴肺经腧穴定位	003
项目二	手阳明大肠经腧穴定位	006
项目三	足阳明胃经腧穴定位	010
项目四	足太阴脾经腧穴定位	016
项目五	手少阴心经腧穴定位	020
项目六	手太阳小肠经腧穴定位	023
项目七	足太阳膀胱经腧穴定位	027
项目八	足少阴肾经腧穴定位	032
项目九	手厥阴心包经腧穴定位	035
项目十	手少阳三焦经腧穴定位	038
项目十一	足少阳胆经腧穴定位	041
项目十二	足厥阴肝经腧穴定位	045
项目十三	督脉腧穴定位	048
项目十四	任脉腧穴定位	052
项目十五	经外奇穴定位	055

第二部分　刺灸方法

项目一	毫针刺法	061
项目二	艾灸方法	076
项目三	拔罐法	086

项目四　三棱针法 ……………………………………………………… 092
项目五　皮肤针法 ……………………………………………………… 096
项目六　电针法 ………………………………………………………… 100
项目七　穴位注射法 …………………………………………………… 106
项目八　头针法 ………………………………………………………… 109
项目九　耳针法 ………………………………………………………… 113

第三部分　针灸治疗

项目一　常见内科病证的针灸治疗 …………………………………… 127
项目二　常见妇儿科病证的针灸治疗 ………………………………… 147
项目三　常见皮外伤科病证的针灸治疗 ……………………………… 154
项目四　常见五官科病证的针灸治疗 ………………………………… 161

第一部分

腧穴定位

项目一

手太阴肺经腧穴定位

一、目的要求

1. 掌握肺经的循行路线及常用腧穴的定位和取穴方法。
2. 熟悉常用穴位的功效、主治及操作。
3. 了解操作时的注意事项。

二、实训教具

1. 针灸模型人。
2. 智能针灸腧穴模型人。

三、实训步骤

1. 教师讲解。
2. 教师示教。
3. 同学练习,教师巡回指导。
4. 教师总结,指导同学现场腧穴的定位演示。

四、实训内容

(一)经络循行路线

肺手太阴之脉,起于中焦,下络大肠,还循胃口,上膈属肺,从肺系,横出腋下,下循臑内,行少阴、心主之前,下肘中,循臂内上骨下廉,入寸口,上鱼,循鱼际,出大指之端。

其支者,从腕后直出次指内廉,出其端(图1-1)。

(二)常用腧穴

1. 中府　募穴

【定位】在胸前壁外上方,前正中线旁开6寸,平第1肋间隙处(图1-2)。

【主治】①咳嗽、气喘、胸痛等肺部病证;②肩背痛。

【操作】向外斜刺或平刺0.5~0.8寸。

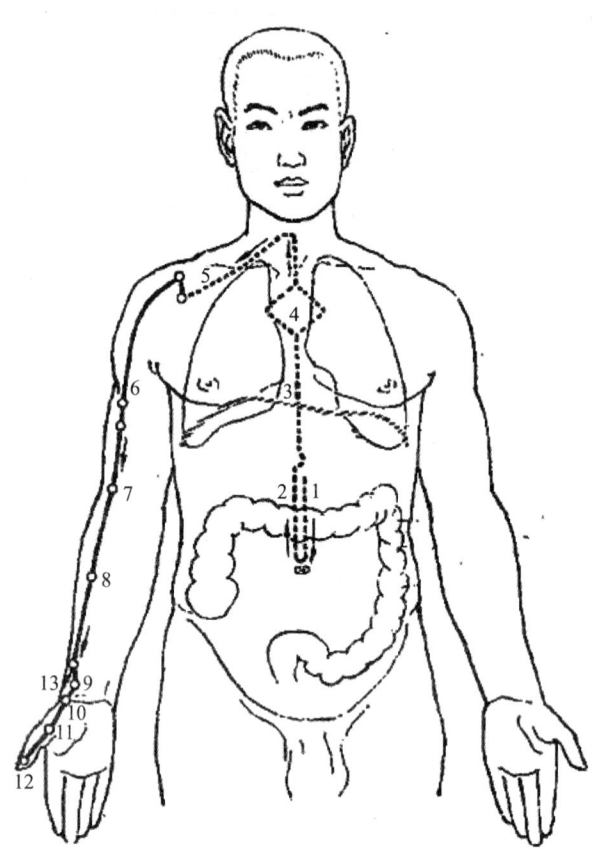

图1-1 手太阴肺经循行示意图

2.尺泽 合穴

【定位】在肘区,肘横纹上,肱二头肌腱桡侧缘凹陷中(图1-3)。

【主治】①咳嗽、气喘、咽喉肿痛、咯血等肺系病证;②肘臂挛痛;③小儿惊风、急性腹痛、吐泻等急症。

【操作】直刺0.8~1.2寸,或点刺出血。

3.孔最 郄穴

【定位】在前臂前区,腕掌侧远端横纹上7寸,尺泽与太渊连线上(图1-4)。

【主治】①咳嗽、气喘、咯血、咽喉肿痛等肺系病证;②肘臂挛痛;③痔疮出血。

【操作】直刺0.5~1.0寸。

4.列缺 络穴、八脉交会穴通任脉

【定位】在前臂,腕掌侧远端横纹上1.5寸,拇短伸肌腱与拇长展肌腱之间,拇长展肌腱沟的凹陷中。简便取穴法:两手虎口自然平直交叉,一手示指按在另一手桡骨茎突上,指尖下凹陷中是穴(图1-4)。

【主治】①咳嗽、气喘、咽喉肿痛等肺系病证;②外感头痛、项强、齿痛、口渴等头面五官疾患;③手腕痛。

【操作】向肘部斜刺0.3~0.8寸。

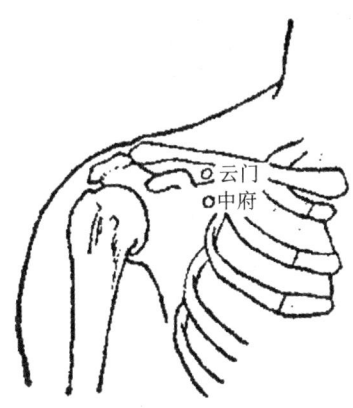

图1-2 中府穴位置示意图

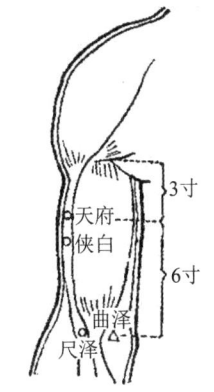

图1-3 尺泽穴位置示意图

5.太渊 输穴、原穴、八会穴之脉会

【定位】在腕掌侧横纹桡侧,桡动脉的桡侧凹陷中(图1-4)。

【主治】①咳嗽、气喘等肺系疾患;②无脉症;③腕臂痛。

【操作】避开桡动脉,直刺0.3~0.5寸。

6.鱼际 荥穴

【定位】在手外侧,第1掌骨桡侧中点赤白肉际处(图1-4)。

【主治】①咳嗽、气喘、咯血、失音、喉痹、咽干等肺系病证;②外感发热、掌中热;③小儿疳积。

【操作】直刺0.5~1寸。

7.少商 井穴

【定位】在手指,拇指末节桡侧,指甲根角侧上方0.1寸(图1-4)。

【主治】①咳嗽、气喘、咽喉肿痛、鼻衄等肺系实热病证;②中暑、发热;③昏迷、癫狂;④指肿、麻木。

【操作】浅刺0.1寸,或点刺出血。

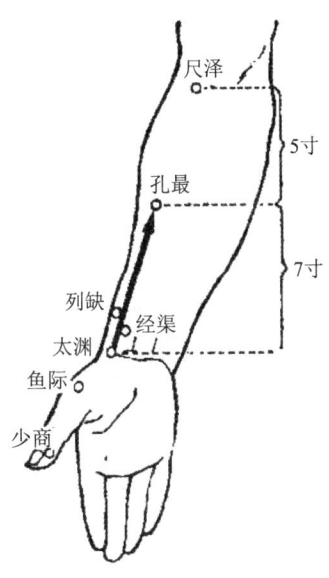

图1-4 孔最穴、列缺穴、太渊穴、鱼际穴、少商穴位置示意图

项目二

手阳明大肠经腧穴定位

一、目的要求

1. 掌握大肠经的循行路线及常用腧穴的定位和取穴方法。
2. 熟悉常用穴位的功效、主治及操作。
3. 了解操作时的注意事项。

二、实训教具

1. 针灸模型人。
2. 智能针灸腧穴模型人。

三、实训步骤

1. 教师讲解。
2. 教师示教。
3. 同学练习,教师巡回指导。
4. 教师总结,指导同学现场腧穴的定位演示。

四、实训内容

(一)经络循行路线

大肠手阳明之脉,起于大指次指之端,循指上廉,出合谷两骨之间,上入两筋之中,循臂上廉,入肘外廉,上臑外前廉,上肩,出髃骨之前廉,上出于柱骨之会上,下入缺盆,络肺,下膈,属大肠。

其支者,从缺盆上颈,贯颊,入下齿中,还出挟口,交人中,左之右,右之左,上挟鼻孔(图1-5)。

(二)常用腧穴

1. 商阳　井穴

【定位】在手指,示指末节桡侧,指甲根角侧上方0.1寸(图1-6)。

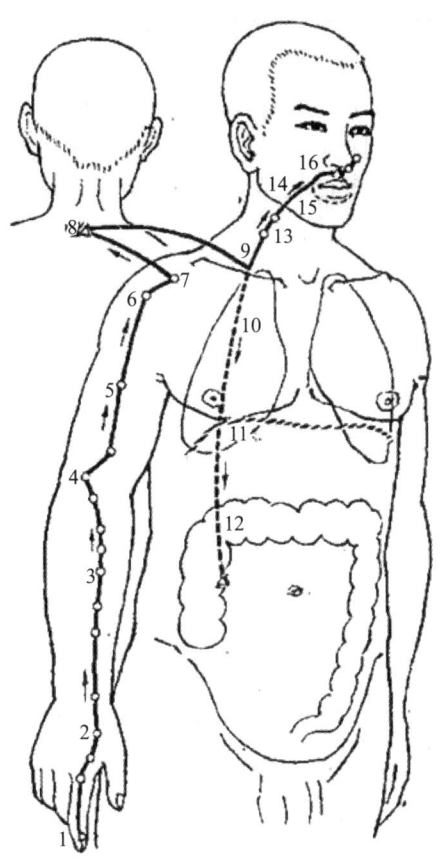

图 1-5 手阳明大肠经循行示意图

【主治】①热病、昏迷;②耳聋、青盲、咽喉肿痛、颊肿、齿痛等五官病证;③手指麻木。

【操作】浅刺 0.1 寸,或点刺出血。

2.合谷　原穴

【定位】在手背,第 2 掌骨桡侧的中点处(图 1-6)。

【主治】①头痛、齿痛、目赤肿痛、咽喉肿痛、牙关紧闭、口渴、鼻衄、耳聋、痄腮等头面五官病证;②发热恶寒等外感病;③热病、无汗或多汗;④经闭、滞产、月经不调、痛经、胎衣不下、恶露不止、乳少等妇科病证;⑤上肢疼痛、半身不遂;⑥腹痛、痢疾、便秘等肠腑病证;⑦皮肤瘙痒、荨麻疹等皮肤科病证;⑧小儿惊风、痉证;⑨牙拔出术、甲状腺手术等五官及颈部手术针麻常用穴。

【操作】直刺 0.5~1 寸。孕妇不宜针灸。

3.手三里

【定位】在前臂,肘横纹下 2 寸,阳溪与曲池连线上(图 1-7)。

【主治】①手臂麻痛、肘挛不伸、上肢不遂等上肢病证;②腹胀、泄泻等肠腑病证;③齿痛、颊肿。

【操作】直刺0.8~1.2寸。

4.曲池 合穴

【定位】在肘区,尺泽与肱骨外上髁连线的中点处(图1-7)。

【主治】①目赤肿痛、齿痛、咽喉肿痛等五官热性病证;②热病;③肘臂肿痛、上肢不遂等上肢病证;④风疹、瘾疹、湿疹等皮肤科病证;⑤腹痛、吐泻、痢疾等肠腑病证;⑥头痛,眩晕;⑦癫狂等神志病。

【操作】直刺1.0~1.5寸。

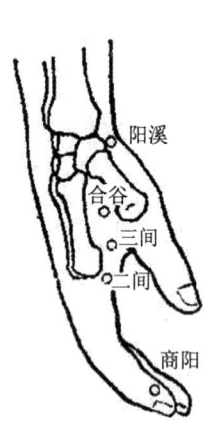

图1-6 商阳穴、合谷穴位置示意图

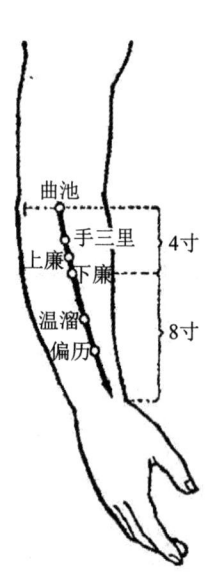

图1-7 手三里穴、曲池穴位置示意图

5.肩髃 手阳明经与阳跷脉的交会穴

【定位】在三角肌区,肩峰外侧缘前端与肱骨大结节两骨间凹陷中(图1-8)。

【主治】①肩痛不举、上肢不遂;②瘾疹。

【操作】直刺或向下斜刺0.8~1.5寸。

6.迎香

【定位】在面部,鼻翼外缘中点旁,鼻唇沟中(图1-9)。

【主治】①鼻塞、鼻渊等鼻病;②口㖞、面痒、面肿等面口部病证;③胆道蛔虫病。

【操作】略向内上方斜刺或平刺0.3~0.5寸。

第一部分 腧穴定位

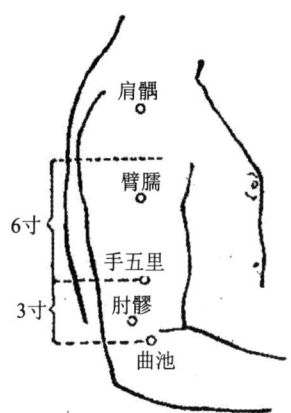

图1-8 肩髃穴位置示意图

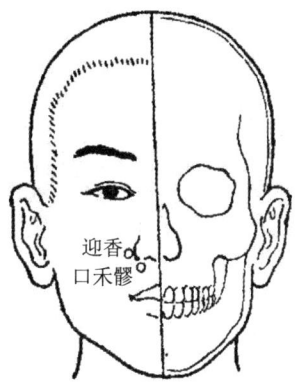

图1-9 迎香穴位置示意图

项目三

足阳明胃经腧穴定位

一、目的要求

1.掌握胃经的循行路线及常用腧穴的定位和取穴方法。
2.熟悉常用穴位的功效、主治及操作。
3.了解操作时的注意事项。

二、实训教具

1.针灸模型人。
2.智能针灸腧穴模型人。

三、实训步骤

1.教师讲解。
2.教师示教。
3.同学练习,教师巡回指导。
4.教师总结,指导同学现场腧穴的定位演示。

四、实训内容

(一)经络循行路线

胃足阳明之脉,起于鼻,交頞中,旁纳太阳之脉,下循鼻外,入上齿中,还出挟口环唇,下交承浆,却循颐后下廉,出大迎,循颊车,上耳前,过客主人,循发际,至额颅。

其支者,从大迎前,下人迎,循喉咙,入缺盆,下膈,属胃,络脾。

其直者,从缺盆下乳内廉,下挟脐,入气街中,其支者,起于胃口,下循腹里,下至气街中而合,以下髀关,抵伏兔,下膝髌中,下循胫外廉,下足跗,入中指(按:指应作趾,以下足经均同)内间。

其支者,下膝三寸而别,下入中指外间。

其支者,别跗上,入大指间,出其端(图1-10)。

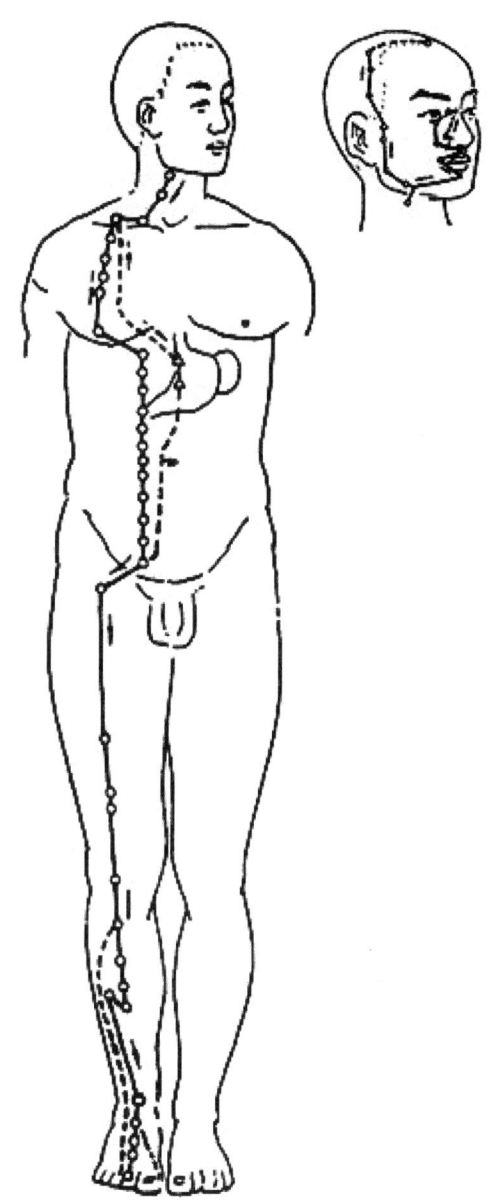

图 1-10　足阳明胃经循行示意图

1.地仓　手足阳明经与任脉的交会穴

【定位】在面部,口角旁开 0.4 寸上直对瞳孔(图 1-11)。

【主治】①口㖞、眼睑瞤动;②流涎、齿痛、颊肿等头面五官病证。

【操作】斜刺或平刺 0.5~1.5 寸,可向颊车穴透刺。

2.颊车

【定位】在下颌角前上方约1横指(中指),按之凹陷处,当咀嚼时咬肌隆起最高点处。取法:沿下颌角角平分线上一横指,闭口咬紧牙时咬肌隆起,放松时按之有凹陷(图1-12)。

【主治】齿痛、牙关不利、颊肿、口眼歪斜等局部病证。

【操作】直刺0.3~0.5寸,或向地仓方向透刺1.5~2寸。

3.下关

【定位】在面部耳前方,颧弓下缘中央与下颌切迹之间凹陷中(图1-12)。

【主治】①牙关不利、面痛、齿痛、口喎等面口病证;②耳鸣、耳聋等耳部病证。

【操作】直刺0.5~1寸。

4.头维 足阳明经与足少阳经和阳维脉的交会穴

【定位】在头侧部,额角发际直上0.5寸,头正中线旁开4.5寸(图1-12)。

【主治】①头痛、眩晕;②目痛、迎风流泪、眼睑瞤动等头面五官病证。

【操作】平刺0.5~1寸。

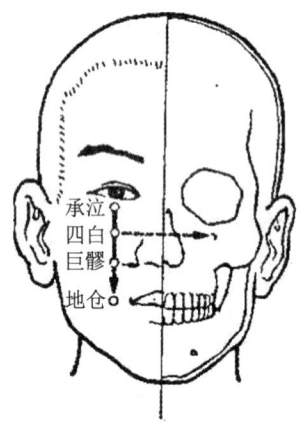

图1-11 地仓穴位置示意图

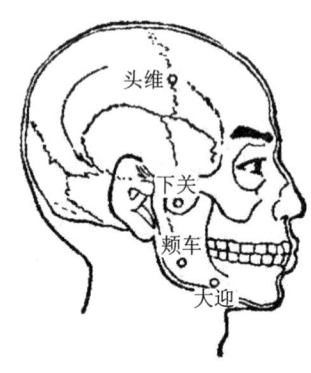

图1-12 颊车穴、下关穴、头维穴位置示意图

5.梁门

【定位】在上腹部脐中上4寸,前正中线旁开2寸(图1-13)。

【主治】脘腹痞满、胃痛、呕吐、食欲不振等胃疾。

【操作】直刺0.5~1寸。

6.天枢 大肠募穴

【定位】在腹中部,横平脐中,前正中线旁开2寸(图1-13)。

【主治】①绕脐腹痛、腹胀、便秘、泄泻、痢疾等脾胃肠病证;②月经不调、痛经等妇科病证。

【操作】直刺1~1.5寸。

7.梁丘 郄穴

【定位】在股前区,髌底上2寸,股外侧肌与股直肌肌腱之间(图1-14)。

【主治】①急性胃痛;②膝肿痛、下肢不遂等下肢病证;③乳痈、乳痛等乳房病证。

【操作】直刺1~1.2寸。

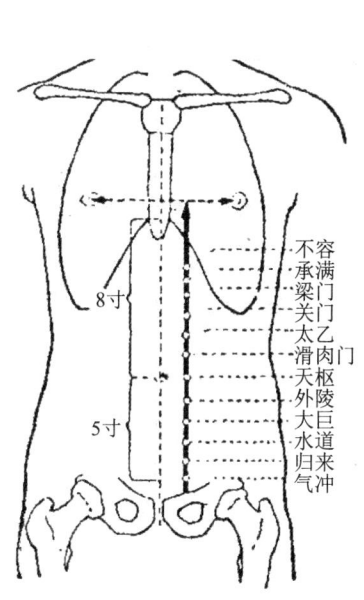

图1-13 梁门穴、天枢穴位置示意图

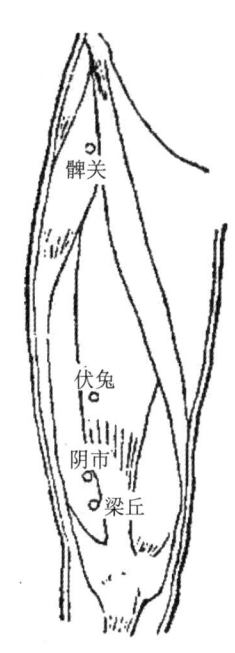

图1-14 梁丘穴位置示意图

8.犊鼻

【定位】在膝前区,髌韧带外侧凹陷中(图1-15)。

【主治】①膝肿、疼痛、屈伸不利;②下肢痿痹等下肢病证。

【操作】向后内斜刺0.5~1寸。

9.足三里 合穴、胃下合穴

【定位】在小腿外侧,犊鼻下3寸,犊鼻与解溪连线上(图1-15)。

【主治】①胃痛、呕吐、腹胀、泄泻、痢疾、便秘、肠痈等脾胃肠病证;②膝痛、下肢痿痹、中风瘫痪等下肢病证;③癫狂、不寐等神志病证;④气喘、痰多;⑤乳痈;⑥虚劳诸证,为强壮保健要穴。

【操作】直刺1~2寸。

10.上巨虚 大肠下合穴

【定位】在小腿前外侧,犊鼻下6寸,犊鼻与解溪连线上(图1-15)。

【主治】①肠鸣、腹中切痛、泄泻、便秘、肠痈等肠腑病证;②下肢痿痹、中风瘫痪等下肢病证。

【操作】直刺1~2寸。

11.条口

【定位】在小腿外侧,犊鼻下8寸,犊鼻与解溪连线上(图1-15)。

【主治】①下肢痿痹、膝肿、腿肚转筋等下肢病证;②肩臂痛;③脘腹疼痛。

【操作】直刺1~1.5寸。

12.丰隆　络穴

【定位】在小腿前外侧,外踝尖上8寸,胫骨前肌的外缘(图1-15)。

【主治】①头痛、眩晕等头部病证;②癫狂;③咳嗽、哮喘、痰多等肺系病证;④下肢痿痹。

【操作】直刺1~1.5寸。

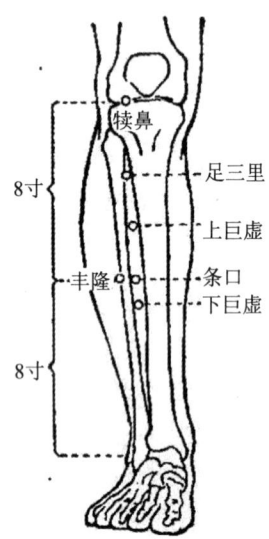
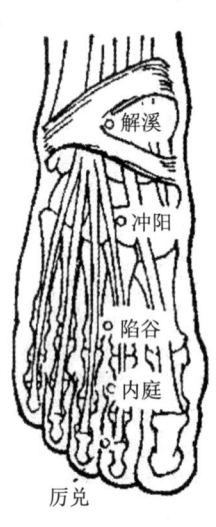

图1-15　犊鼻穴、足三里穴、上巨虚穴、条口穴、丰隆穴位置示意图

图1-16　解溪穴、内庭穴、厉兑穴位置示意图

13.解溪　经穴

【定位】足背踝关节横纹中央凹陷处,当拇长伸肌腱与趾长伸肌腱之间。

取法:令足趾上翘,显现足背部两肌腱,穴在两腱之间,相当于内、外踝尖连线的中点处(图1-16)。

【主治】①下肢痿痹、踝关节病、足下垂等下肢、踝关节疾患;②头痛、眩晕;③癫狂;④腹胀、便秘。

【操作】直刺0.5~1寸。

14.内庭　荥穴

【定位】在足背,第2、第3趾间,趾蹼缘后方赤白肉际处(图1-16)。

【主治】①胃痛、吐酸、泄泻、痢疾、便秘等胃肠病证;②足背肿痛;③齿痛、咽喉肿痛、鼻衄等五官病证;④热病。

【操作】直刺或斜刺0.5~0.8寸,可灸。

15.厉兑　井穴

【定位】第2趾外侧趾甲根角旁约0.1寸(图1-16)。

【主治】①齿痛、鼻衄、咽喉肿痛等实热性五官病证;②热病、多梦、癫狂等神志疾患。

【操作】浅刺0.1寸,或用三棱针点刺出血。

项目四

足太阴脾经腧穴定位

一、目的要求

1. 掌握脾经的循行路线及常用腧穴的定位和取穴方法。
2. 熟悉常用穴位的功效、主治及操作。
3. 了解操作时的注意事项。

二、实训教具

1. 针灸模型人。
2. 智能针灸腧穴模型人。

三、实训步骤

1. 教师讲解。
2. 教师示教。
3. 同学练习,教师巡回指导。
4. 教师总结,指导同学现场腧穴的定位演示。

四、实训内容

(一)经络循行路线

脾足太阴之脉,起于大指之端,循指内侧白肉际,过核骨后,上内踝前廉,上踹内,循胫骨后,交出厥阴之前,上膝股内前廉,入腹,属脾,络胃,上膈,挟咽,连舌本,散舌下。

其支者,复从胃别,上膈;注心中(图1-17)。

脾之大络,名曰大包,出渊腋下三寸,布胸胁。

(二)常用腧穴

1. 公孙 络穴、八脉交会穴、通冲脉

【定位】在跖区,第1跖骨底的前下缘赤白肉际处(图1-18)。

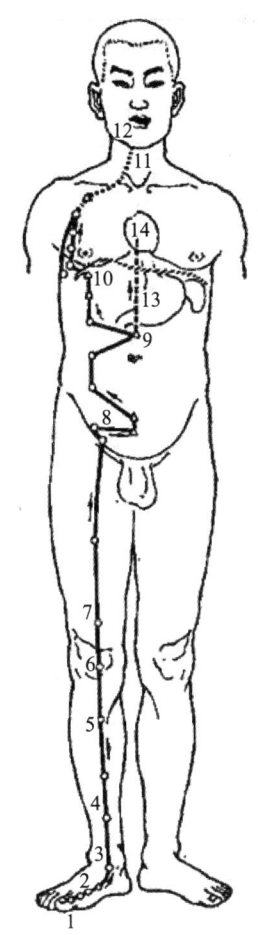

图1-17 足太阴脾经循行示意图

【主治】①胃痛、呕吐、肠鸣、腹胀、腹痛、痢疾等脾胃病证;②心烦不寐、狂证等神志病证;③逆气里急、气上冲心(奔豚气)等冲脉病证。

【操作】直刺0.6~1.2寸。

2.三阴交 交会穴

【定位】在小腿内侧,内踝尖上3寸,胫骨内侧缘后际(图1-19)。

【主治】①肠鸣、腹胀、泄泻、便秘等脾胃肠病证;②月经不调、经闭、痛经、带下、阴挺、不孕、滞产等妇产科病证;③心悸、不寐、癫狂等心神病证;④小便不利、遗尿、遗精、阳痿等生殖泌尿系统病证;⑤下肢痿痹;⑥湿疹、荨麻疹等皮肤病证;⑦阴虚诸证。

【操作】直刺1~1.5寸。孕妇禁针。

3.地机 郄穴

【定位】在小腿内侧,阴陵泉下3寸,胫骨内侧缘后际(图1-19)。

【主治】①痛经、崩漏、月经不调妇科病证;②腹胀、腹痛、泄泻等脾胃肠病证;③小便不利、水肿、遗精;④下肢痿痹。

【操作】直刺1~2寸。

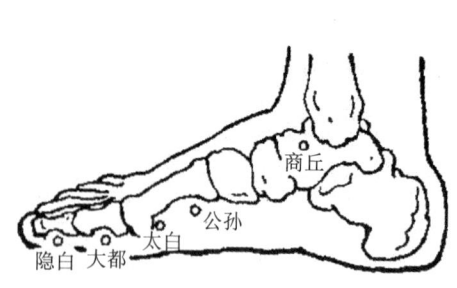

图1-18 公孙穴位置示意图

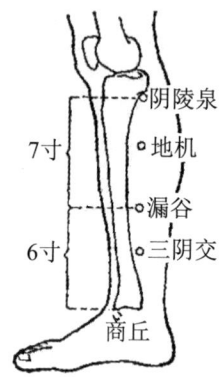

图1-19 三阴交穴、地机穴、阴陵泉穴位置示意图

4.阴陵泉　合穴

【定位】在小腿内侧,胫骨内侧髁下缘与胫骨内侧缘之间的凹陷中(图1-19)。

【主治】①腹痛、泄泻、水肿、黄疸等脾湿病证;②小便不利、遗尿、癃闭等泌尿系统病证;③遗精、阴茎痛等男科病证;④带下、妇人阴痛等妇科病证;⑤膝痛、下肢痿痹。

【操作】直刺1~2寸。

5.血海

【定位】屈膝在股前区,髌底内侧端上2寸,股内侧肌隆起处。简便取穴法:患者屈膝,医者以左手掌心按于患者右膝髌骨上缘(或者右手掌心按于患者左膝髌骨上缘),第2~5指向上伸直,拇指约成45°斜置,拇指尖下即是该穴(图1-20)。

【主治】①月经不调、痛经、经闭、崩漏等妇科病证;②湿疹、瘾疹、丹毒、皮肤瘙痒等皮外科病证;③膝股内侧痛。

【操作】直刺1~1.5寸。

6.大横　足太阴脾经与阴维脉的交会穴

【定位】在腹部,脐中旁开4寸(图1-21)。

【主治】①腹痛、泄泻、便秘等脾胃肠病证;②肥胖症。

【操作】直刺1~2寸。

7.大包　脾之大络

【定位】在侧胸部腋中线上,当第6肋间隙处(图1-22)。

【主治】①气喘;②胸胁痛;③全身疼痛;④岔气;⑤四肢无力。

【操作】斜刺或平刺0.5~0.8寸。

第一部分 腧穴定位

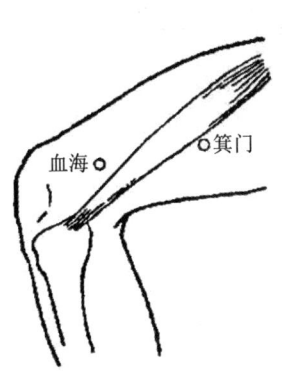

图 1-20 血海穴位置示意图

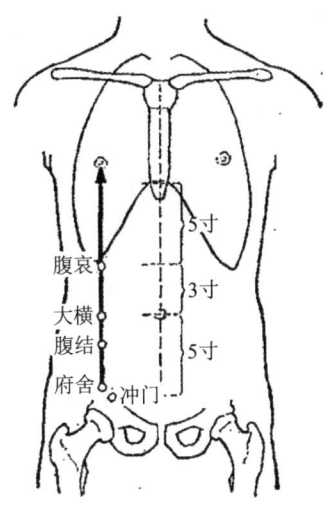

图 1-21 大横穴位置示意图

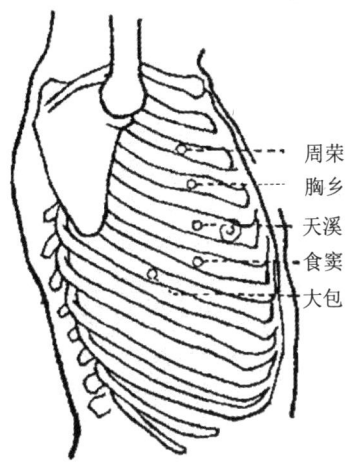

图 1-22 大包穴位置示意图

项目五

手少阴心经腧穴定位

一、目的要求

1.掌握心经的循行路线及常用腧穴的定位和取穴方法。
2.熟悉常用穴位的功效、主治及操作。
3.了解操作时的注意事项。

二、实训教具

1.针灸模型人。
2.智能针灸腧穴模型人。

三、实训步骤

1.教师讲解。
2.教师示教。
3.同学练习,教师巡回指导。
4.教师总结,指导同学现场腧穴的定位演示。

四、实训内容

(一)经络循行路线

心手少阴之脉,起于心中,出属心系,下膈,络小肠。
其支者,从心系,上挟咽,系目系。
其直者,复从心系,却上肺,下出腋下,下循臑内后廉,行太阴、心主之后,下肘内,循臂内后廉,抵掌后锐骨之端,入掌内后廉,循小指之内,出其端(图1-23)。

(二)常用腧穴

1.极泉

【定位】腋窝正中,腋动脉搏动处(图1-24)。

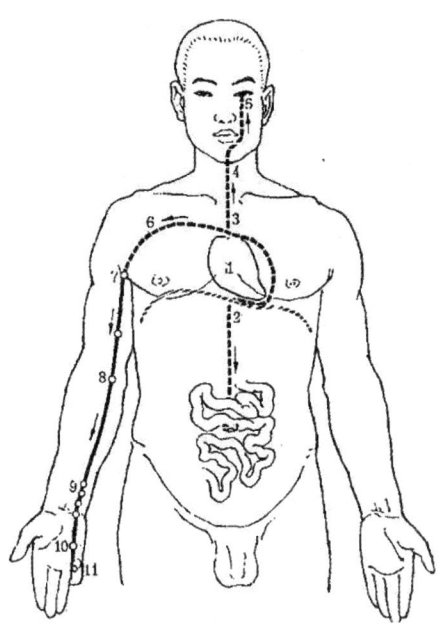

图 1-23 手少阴心经循行示意图

【主治】①心痛、心悸等心疾;②肩臂疼痛、胁肋疼痛、臂丛神经损伤等痛证;③瘰疬;④腋臭。

【操作】上肢外展,避开腋动脉,直刺或斜刺 0.5~0.8 寸。

2. 少海 合穴

【定位】屈肘,在肘横纹内侧端与肱骨内上髁连线的中点处(图 1-24)。

【主治】①心痛、癔症等心病及神志病;②肘臂挛痛、臂麻手颤;③头项痛、腋胁部痛;④瘰疬。

【操作】直刺 0.5~1 寸。

3. 通里 络穴

【定位】在前臂前区,腕掌侧远端横纹上 1 寸,尺侧腕屈肌腱的桡侧缘(图 1-25)。

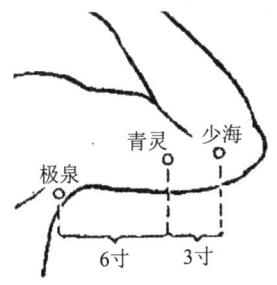

图 1-24 极泉穴、少海穴位置示意图

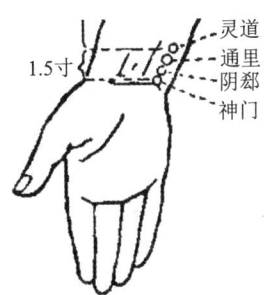

图 1-25 通里穴、神门穴位置示意图

【主治】①心悸、怔忡等心疾;②暴喑、舌强不语等舌窍病证;③肘臂挛痛、麻木、手颤等上肢病证。

【操作】直刺 0.5~1 寸。

4.神门　输穴、原穴

【定位】在腕前区,腕掌侧远端横纹尺侧端,尺侧腕屈肌腱的桡侧缘(图 1-25)。

【主治】①心痛、心烦、惊悸、怔忡等心疾;②不寐、健忘、痴呆、癫狂等神志病证;③胸胁痛。

【操作】直刺 0.3~0.5 寸。

5.少府　荥穴

【定位】在手掌,横平第 5 掌指关节近端,第 4、第 5 掌骨之间(图 1-26)。

【主治】①心痛、心烦、惊悸、怔忡等心疾;②不寐、健忘、痴呆、癫狂、癫痫等神志病证;③小便不利、遗尿、阴痒痛等前阴病证。

【操作】直刺 0.3~0.5 寸。

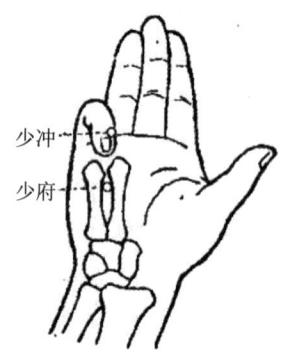

图 1-26　少府穴位置示意图

项目六

手太阳小肠经腧穴定位

一、目的要求

1.掌握小肠经的循行路线及常用腧穴的定位和取穴方法。
2.熟悉常用穴位的功效、主治及操作。
3.了解操作时的注意事项。

二、实训教具

1.针灸模型人。
2.智能针灸腧穴模型人。

三、实训步骤

1.教师讲解。
2.教师示教。
3.同学练习,教师巡回指导。
4.教师总结,指导同学现场腧穴的定位演示。

四、实训内容

(一) 经络循行路线

小肠手太阳之脉,起于小指之端,循手外侧上腕,出踝中,直上循臂骨下廉,出肘内侧两筋之间,上循臑外后廉,出肩解,绕肩胛,交肩上,入缺盆,络心,循咽,下膈,抵胃,属小肠。

其支者,从缺盆,循颈,上颊,至目锐眦,却入耳中。

其支者,别颊上䪼,抵鼻,至目内眦(斜络于颧)(图1-27)。

(二) 常用腧穴

1.少泽　井穴

【定位】在手小指末节尺侧,指甲根角侧上方0.1寸(指寸)(图1-28)。

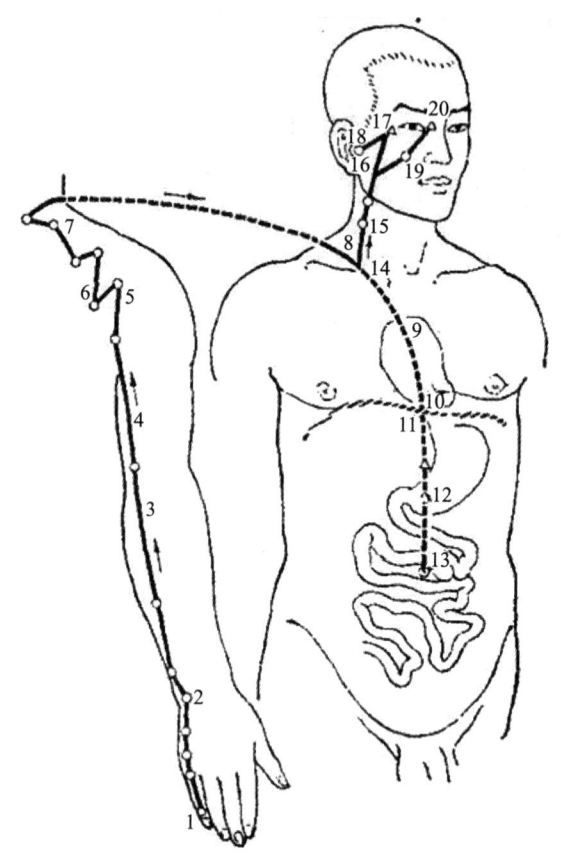

图 1-27 手太阳小肠经循行示意图

【主治】①肩臂后侧痛、小指麻木疼痛等上肢病证;②乳痈、乳少、产后缺乳等乳房病证;③昏迷、癫狂等神志病证;④头痛、咽喉肿痛、目翳、耳聋、耳鸣等头面五官病证。

【操作】斜刺0.1寸,或点刺出血。孕妇慎用。

2.后溪　输穴、八脉交会穴、通督脉

【定位】在手掌内侧,第5掌指关节尺侧近端赤白肉际凹陷中(图1-28)。

【主治】①头项强痛、腰背痛、手指及肘臂挛痛等;②耳聋、目赤、咽喉肿痛等五官病证;③癫狂、癫痫等神志病证;④疟疾。

【操作】直刺0.5~1寸。治手指挛痛可透刺合谷穴。

3.养老　郄穴

【定位】在前臂后区,腕背横纹上1寸,尺骨头桡侧凹陷中(图1-29)。

【主治】①肩、背、肘、臂酸痛,项强等经脉循行所过部位病证;②急性腰痛;③目视不明。

【操作】直刺或斜刺0.5~0.8寸。

4.小海　合穴

【定位】在肘内侧,尺骨鹰嘴与肱骨内上髁之间的凹陷(图1-29)。

【主治】①癫痫;②头痛、颈项强痛、肘臂疼痛。

【操作】直刺0.3~0.5寸。

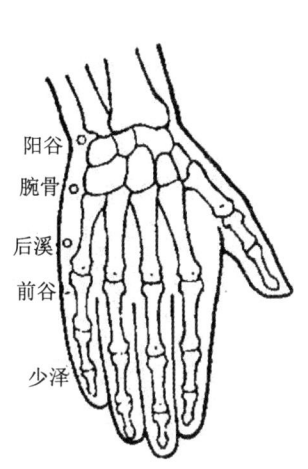

图1-28　少泽穴、后溪穴位置示意图　　图1-29　养老穴、小海穴位置示意图

5.肩贞

【定位】肩关节后下方,臂内收时,腋后纹头直上1寸(图1-30)。

【主治】①瘰疬;②肩痛、上肢不遂。

【操作】直刺或向外斜刺1~1.5寸。

6.天宗

【定位】在肩胛区,肩胛冈中点与肩胛骨下角连线的上1/3与下2/3交点凹陷中(图1-30)。

【主治】①肩胛疼痛;②气喘;③乳痈、乳癖等乳房病证。

【操作】直刺或斜刺0.5~1寸。遇到阻力不可强行进针。

7.听宫

【定位】在面部,耳屏正中与下颌骨髁状突之间的凹陷中(图1-31)。

【主治】①耳鸣、耳聋、聤耳等耳部病证;②面痛、齿痛等面口病证;③癫狂等神志病。

【操作】张口,直刺1~1.5寸。

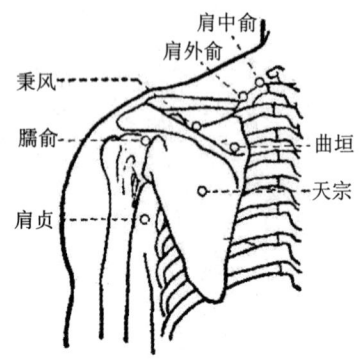
图 1-30　肩贞穴、天宗穴位置示意图

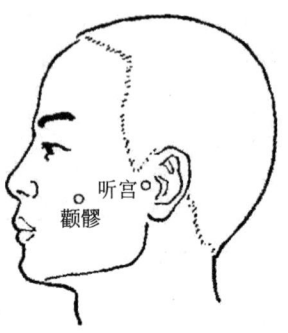
图 1-31　听宫穴位置示意图

项目七

足太阳膀胱经腧穴定位

一、目的要求

1.掌握膀胱经的循行路线及常用腧穴的定位和取穴方法。
2.熟悉常用穴位的功效、主治及操作。
3.了解操作时的注意事项。

二、实训教具

1.针灸模型人。
2.智能针灸腧穴模型人。

三、实训步骤

1.教师讲解。
2.教师示教。
3.同学练习,教师巡回指导。
4.教师总结,指导同学现场腧穴的定位演示。

四、实训内容

(一)经络循行路线

膀胱足太阳之脉,起于目内眦,上额,交巅。

其支者,从巅至耳上角。

其直者,从巅入络脑,还出别下项,循肩髆内,挟脊抵腰中,入循膂,络肾,属膀胱。

其支者,从腰中,下挟脊,贯臀,入腘中,其支者,从髆内左右别下贯胛,挟脊内,过髀枢,循髀外后廉下合腘中,以下贯踹内,出外踝之后,循京骨至小指外侧(图1-32)。

(二)常用腧穴

1.攒竹

【定位】在面部,眉头凹陷中,额切迹处(图1-33)。

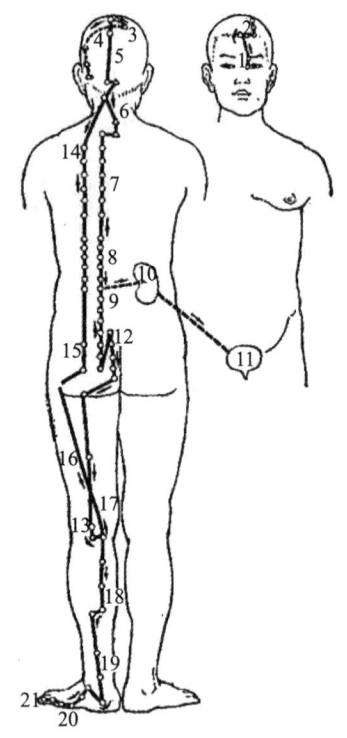

图1-32 足太阳膀胱经循行示意图

【主治】①头痛、面痛、眉棱骨痛、面瘫等头面病证;②眼睑瞤动、眼睑下垂、目视不明、流泪、目赤肿痛等眼疾;③呃逆;④急性腰扭伤。

【操作】可向眉中或向眼眶内缘平刺或斜刺0.5~0.8寸,或直刺0.2~0.3寸。禁灸。

2.天柱

【定位】在颈后区,横平第2颈椎棘突上际,斜方肌外缘凹陷中(图1-34)。

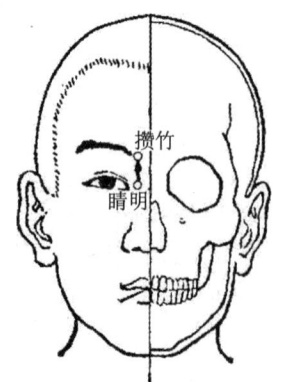

图1-33 攒竹穴位置示意图

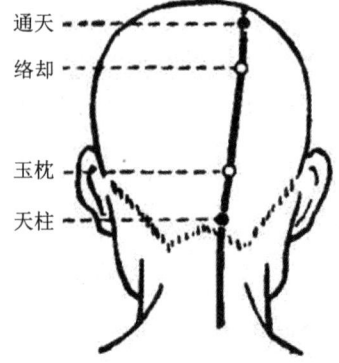

图1-34 天柱穴位置示意图

【主治】①后头痛、项强、肩背痛;②眩晕、咽喉肿痛、鼻塞、目赤肿痛、近视等头面五官病证;③热病;④癫狂。

【操作】直刺或斜刺 0.5~0.8 寸,不可向内上方深刺。

3. 肺俞　肺之背俞穴

【定位】在脊柱区,第 3 胸椎棘突下,后正中线旁开 1.5 寸(图 1-35)。

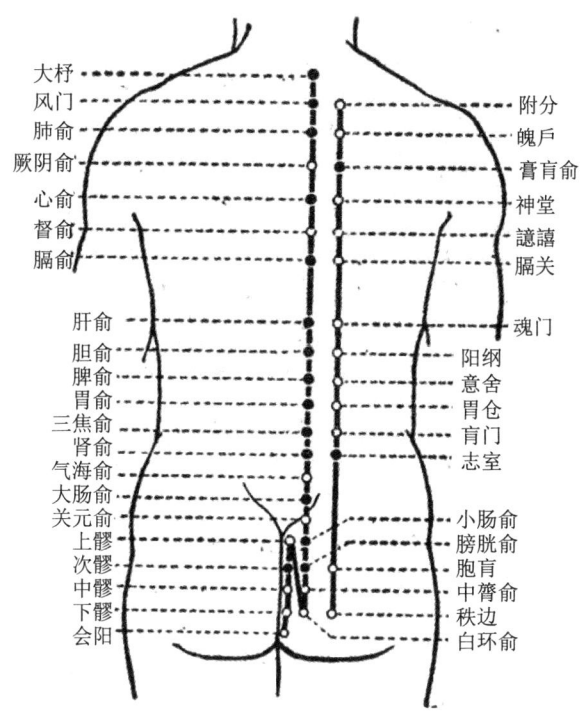

图 1-35　背俞穴位置示意图

【主治】①鼻塞、咳嗽、气喘、咯血等肺系病证;②骨蒸潮热、盗汗等阴虚病证;③背痛;④皮肤瘙痒、瘾疹。

【操作】斜刺 0.5~0.8 寸。热证宜点刺放血。

4. 膈俞　八会穴之血会

【定位】在脊柱区,第 7 胸椎棘突下,后正中线旁开 1.5 寸(图 1-35)。

【主治】①胃痛;②呕吐、呃逆、咳嗽、气喘等气逆之证;③贫血、吐血、便血等血证;④瘾疹、皮肤瘙痒等皮肤病证;⑤潮热、盗汗等阴虚证。

【操作】斜刺 0.5~0.8 寸。

5. 胃俞　胃之背俞穴

【定位】在脊柱区,第 12 胸椎棘突下,后正中线旁开 1.5 寸(图 1-35)。

【主治】①胃痛;②呕吐;③腹胀、肠鸣、多食善饥、身体消瘦等脾胃病证。

【操作】斜刺 0.5~0.8 寸。

6.肾俞 肾之背俞穴

【定位】在脊柱区,第2腰椎棘突下,后正中线旁开1.5寸(图1-35)。

【主治】①头晕、耳鸣、耳聋、慢性腹泻、气喘、腰酸痛、遗精、阳痿、不育等肾虚病证;②遗尿、癃闭等前阴病证;③月经不调、带下、不孕等妇科病证;④消渴。

【操作】直刺0.5~1寸。

7.大肠俞 大肠之背俞穴

【定位】在脊柱区,第4腰椎棘突下,后正中线旁开1.5寸(图1-35)。

【主治】①腰痛;②腹胀、泄泻、便秘等肠腑病证。

【操作】直刺0.8~1.2寸。

8.次髎

【定位】在骶区,正对第2骶后孔中(图1-35)。

【主治】①月经不调、痛经、阴挺、带下等妇科病证;②遗精、阳痿等男科病证;③小便不利、癃闭、遗尿、疝气等前阴病证;④腰骶痛、下肢痿痹。

【操作】直刺1~1.5寸。

9.膏肓俞

【定位】在脊柱区,第4胸椎棘突下,后正中线旁开3寸(图1-35)。

【主治】①咳嗽、气喘、肺痨等肺系虚损病证;②肩胛痛;③健忘、遗精、盗汗、羸瘦等虚劳诸证。

【操作】斜刺0.5~0.8寸。此穴多用灸法。

10.秩边

【定位】在骶区,横平第4骶后孔,后正中线旁开3寸(图1-35)。

【主治】①腰胯痛、下肢痿痹;②癃闭、便秘、痔疾、阴痛等前后二阴病证。

【操作】直刺1.5~3寸。

11.委中 合穴、膀胱下合穴

【定位】在膝后区,腘横纹中点(图1-36)。

【主治】①腰背痛、下肢痿痹等病证;②急性腹痛、急性吐泻等病证;③癃闭、遗尿等泌尿系病证;④丹毒、瘾疹、皮肤瘙痒、疔疮等血热病证。

【操作】直刺1~1.5寸,或用三棱针点刺腘静脉出血。针刺不宜过快、过强、过深,以免损伤血管和神经。

12.承山

【定位】在小腿后区,腓肠肌两肌腹与肌腱交角处(图1-36)。

【主治】①腰腿拘急、疼痛;②痔疾、便秘;③腹痛、疝气。

【操作】直刺1~2寸。不宜过强刺激,以免引起腓肠肌痉挛。

13.昆仑 经穴

【定位】在踝区,外踝尖与跟腱之间的凹陷中(图1-37)。

【主治】①后头痛、目眩、项强等头项病证;②腰骶疼痛,足踝肿痛;③癫痫;④滞产。

【操作】直刺0.5~0.8寸。孕妇禁用,经期慎用。

14.申脉 八脉交会穴,通阳跷脉;足太阳经与阳跷脉的交会穴

【定位】在踝区,外踝尖直下,外踝下缘与跟骨之间凹陷中(图1-37)。

【主治】①头痛、眩晕等头部疾病;②癫狂等神志病证;③嗜睡、不寐等眼睛开合不利病证;④腰腿酸痛,下肢运动不利。

【操作】直刺0.3~0.5寸。

15.至阴 井穴

【定位】在足趾,小趾末节外侧,趾甲根角侧后方0.1寸(指寸)(图1-37)。

【主治】①胎位不正、滞产、胞衣不下等胎产病证;②头痛、目痛、鼻塞、鼻衄等头面五官病证。

【操作】浅刺0.1寸。胎位不正用灸法。

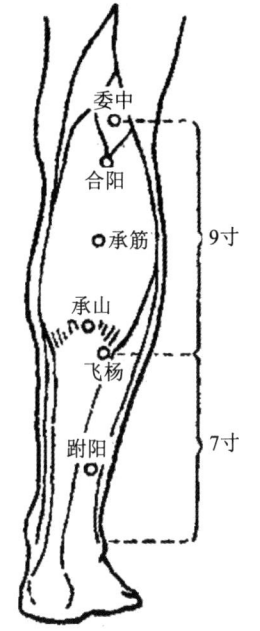

图1-36 委中穴、承山穴位置示意图

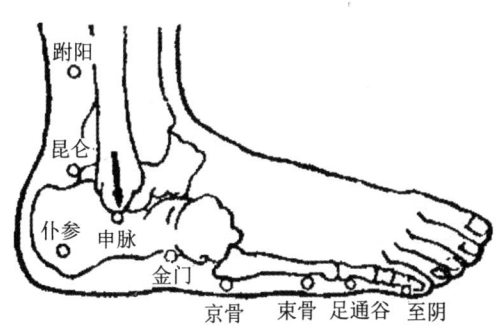

图1-37 昆仑穴、申脉穴、至阴穴位置示意图

项目八

足少阴肾经腧穴定位

一、目的要求

1.掌握肾经的循行路线及常用腧穴的定位和取穴方法。
2.熟悉常用穴位的功效、主治及操作。
3.了解操作时的注意事项。

二、实训教具

1.针灸模型人。
2.智能针灸腧穴模型人。

三、实训步骤

1.教师讲解。
2.教师示教。
3.同学练习,教师巡回指导。
4.教师总结,指导同学现场腧穴的定位演示。

四、实训内容

(一)经络循行路线

肾足少阴之脉,起于小指之下;邪走足心,出于然骨之下,循内踝之后,别入跟中,以上腨内,出腘内廉,上股内后廉,贯脊属肾,络膀胱。

其直者,从肾,上贯肝、膈,入肺中,循喉咙,挟舌本。

其支者,从肺出,络心,注胸中(图1-38)。

(二)常用腧穴

1.涌泉　井穴

【定位】在足底,屈足卷趾时足心最凹陷中(图1-39)。

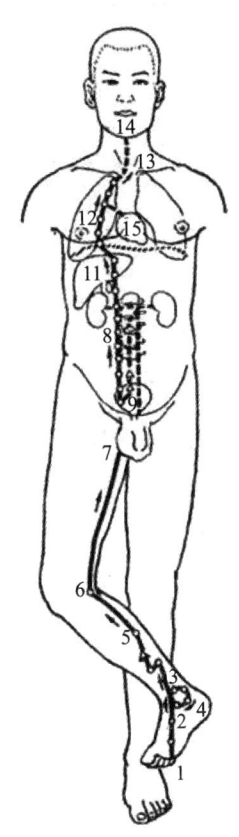

图1-38 足少阴肾经循行示意图

【主治】①昏厥、中暑、小儿惊风等急症;②癫狂痫、头痛、头晕、目眩、失眠等神志病;③咽喉肿痛、喉痹、失音等头面五官病证;④大便难、小便不利等前后二阴病证;⑤足心热;⑥奔豚气。

【操作】直刺0.5~1.0寸。针刺时要防止刺伤足底动脉弓。临床常用灸法或药物贴敷。

2.太溪 输穴、原穴

【定位】在踝区,内踝尖与跟腱之间的凹陷中(图1-40)。

【主治】①头晕目眩、不寐、健忘、遗精、阳痿、月经不调等肾虚证;②咽喉肿痛、齿痛、耳聋、耳鸣等阴虚性五官病证;③咳喘、胸痛、咯血等肺系病证;④消渴、小便频数、便秘;⑤腰脊痛、足跟痛、下肢厥冷。

【操作】直刺0.5~0.8寸。

3.照海 八脉交会穴,通阴跷脉

【定位】在踝区,内踝尖下1寸,内踝下缘边际凹陷中(图1-40)。

【主治】①月经不调、痛经、阴痒、赤白带下等妇科病证;②癫痫、不寐、嗜卧、癔症等神志病证;③咽喉干痛、目赤肿痛;④小便频数、癃闭;⑤便秘。

【操作】直刺 0.5~0.8 寸。

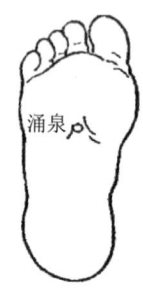

图 1-39 涌泉穴位置示意图

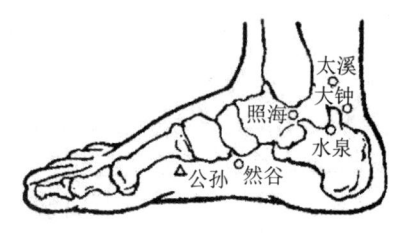

图 1-40 太溪穴、照海穴位置示意图

4.复溜　经穴

【定位】在小腿内侧,内踝尖上 2 寸,跟腱的前缘(图 1-41)。

【主治】①腹胀、泄泻、癃闭、水肿;②盗汗、汗出不止或热病无汗等津液输布失调病证;③下肢痿痪、腰脊强痛。

【操作】直刺 0.5~1 寸。

5.肓俞

【定位】脐旁 0.5 寸(图 1-42)。

【主治】①腹痛、泄泻、便秘等胃肠病证;②月经不调;③疝气。

【操作】直刺 1.0~1.5 寸。

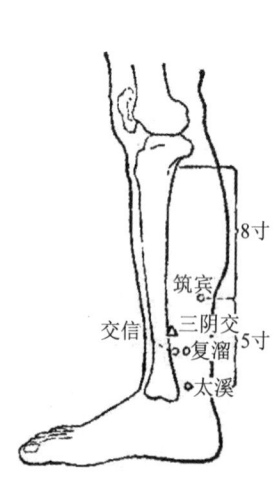

图 1-41 复溜穴位置示意图

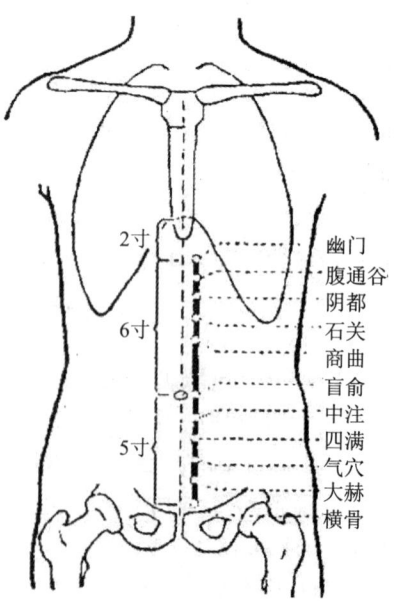

图 1-42 肓俞穴位置示意图

项目九
手厥阴心包经腧穴定位

一、目的要求
1. 掌握心包经的循行路线及常用腧穴的定位和取穴方法。
2. 熟悉常用穴位的功效、主治及操作。
3. 了解操作时的注意事项。

二、实训教具
1. 针灸模型人。
2. 智能针灸腧穴模型人。

三、实训步骤
1. 教师讲解。
2. 教师示教。
3. 同学练习,教师巡回指导。
4. 教师总结,指导同学现场腧穴的定位演示。

四、实训内容

(一)经络循行路线

心主手厥阴心包络之脉,起于胸中,出属心包,下膈,历络三焦。

其支者,循胸,出胁,下腋三寸,上抵腋下,循臑内,行太阴、少阴之间,入肘中,下臂,行两筋之间,入掌中,循中指,出其端。

其支者,别掌中,循小指次指出其端(图1-43)。

(二)常用腧穴

1. 曲泽　合穴

【定位】肘微屈,肘横纹中,肱二头肌腱的尺侧缘(图1-44)。

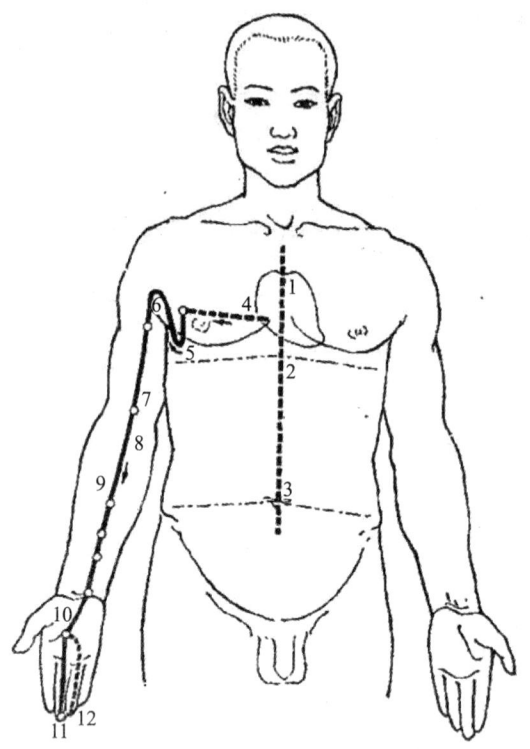

图 1-43　手厥阴心包经循行示意图

【主治】①心悸、善惊等心系病证;②胃痛、呕血、呕吐等热性胃病;③暑热病;④肘臂挛痛。

【操作】直刺0.8~1.0寸,或点刺出血,可灸。

2.郄门　郄穴

【定位】在前臂前区,腕掌侧远端横纹上5寸,掌长肌腱与桡侧腕屈肌腱之间(图1-45)。

【主治】①心痛、心悸、心烦胸痛等心胸病证;②咯血、呕血等血证;③癫痫。

【操作】直刺0.5~1寸。

3.内关　络穴、八脉交会穴、通阴维脉

【定位】在前臂前区,腕掌侧远端横纹上2寸,掌长肌腱与桡侧腕屈肌腱之间(图1-45)。

【主治】①心痛、心悸、胸闷等心胸病证;②胃痛、呕吐、呃逆等胃腑病证;③不寐、郁病、癫狂痫等神志病证;④中风、眩晕、偏头痛;⑤胁痛、胁下痞块、肘臂挛痛。

【操作】直刺0.5~1寸。注意穴位深层有正中神经。

4.大陵　输穴、原穴

【定位】在腕前区,腕掌侧远端横纹中,掌长肌腱与桡侧腕屈肌腱之间(图1-45)。

【主治】①心痛、心悸、胸胁胀痛等心胸病证;②胃痛、呕吐、口臭等胃腑病证;③喜笑悲恐、癫狂痫等神志病证;④手臂挛痛。

【操作】直刺0.3~0.5寸。

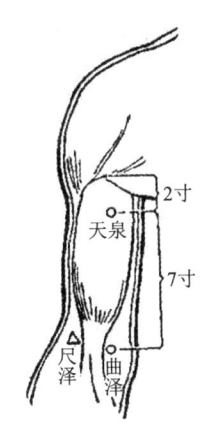
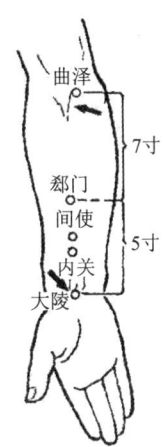

图1-44 曲泽穴位置示意图　　图1-45 郄门穴、内关穴、大陵穴位置示意图

5.劳宫　荥穴

【定位】掌心横纹中,第2、第3掌骨之间。简便取穴法:握拳,中指尖下是穴(图1-46)。

【主治】①中风昏迷、中暑等急症;②心痛、烦闷、癫狂痫等神志疾患;③口疮、口臭;④鹅掌风。

【操作】直刺0.3~0.5寸。

6.中冲　井穴

【定位】在手指,中指末端最高点(图1-46)。

【主治】①中风昏迷、舌强不语、中暑、昏厥、小儿惊风等急症;②高热;③舌下肿痛。

【操作】浅刺0.1寸,或点刺出血。为急救要穴之一。

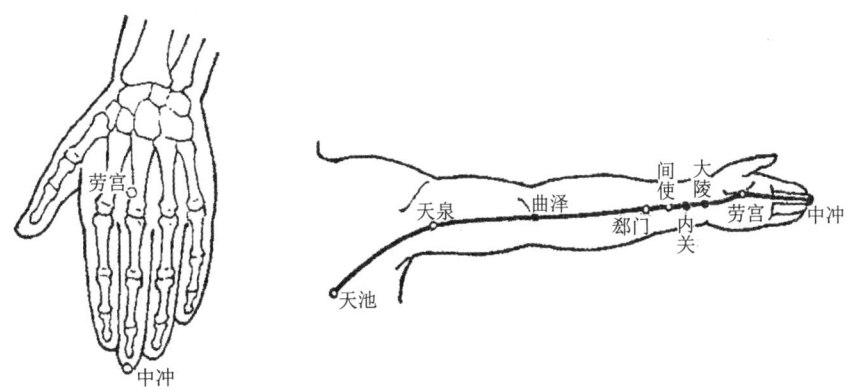

图1-46 劳宫穴、中冲穴位置示意图

项目十

手少阳三焦经腧穴定位

一、目的要求

1. 掌握三焦经的循行路线及常用腧穴的定位和取穴方法。
2. 熟悉常用穴位的功效、主治及操作。
3. 了解操作时的注意事项。

二、实训教具

1. 针灸模型人。
2. 智能针灸腧穴模型人。

三、实训步骤

1. 教师讲解。
2. 教师示教。
3. 同学练习,教师巡回指导。
4. 教师总结,指导同学现场腧穴的定位演示。

四、实训内容

(一) 经络循行路线

三焦手少阳之脉,起于小指次指之端,上出两指之间,循手表腕,出臂外两骨之间,上贯肘,循臑外,上肩,而交出足少阳之后,入缺盆,布膻中,散络心包,下膈,循属三焦。

其支者,从膻中,上出缺盆,上项,系耳后直上,出耳上角,以屈下颊至䪼。

其支者,从耳后入耳中,出走耳前,过客主人,前交颊,至目锐眦(图1-47)。

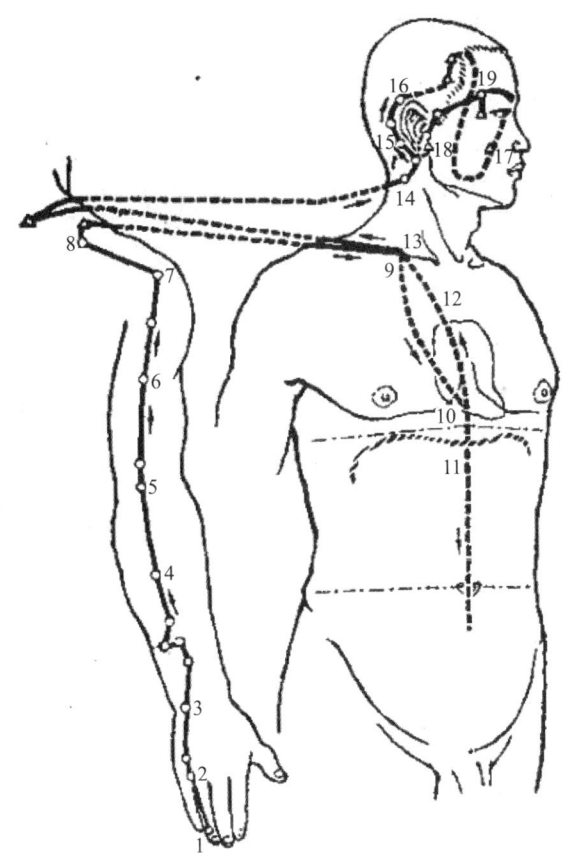

图 1-47 手少阳三焦经循行示意图

(二) 常用腧穴

1.中渚 输穴

【定位】第4、第5掌骨间,第4掌指关节近端凹陷中(图1-48)。

【主治】①手指屈伸不利、肘臂肩背痛;②头痛、耳鸣、耳聋、耳痛、目赤、咽喉肿痛等头面五官病证;③热病、疟疾。

【操作】直刺0.3~0.5寸。

2.外关 络穴、八脉交会穴,通阳维脉

【定位】在前臂后区,腕背侧远端横纹上2寸,尺骨与桡骨间隙中点(图1-49)。

【主治】①耳鸣、耳聋、耳痛、目赤肿痛、咽喉肿痛等头面五官病证;②头痛、颈项及肩部疼痛、胁痛、上肢痹痛;③热病、疟疾、伤风感冒。

【操作】直刺0.5~1.0寸。

3.支沟 经穴

【定位】在前臂后区,腕背侧远端横纹上3寸,尺骨与桡骨间隙中点(图1-49)。

【主治】①便秘；②热病；③耳鸣、耳聋、咽喉肿痛、暴喑、头痛等头面五官病证；④肘臂痛、胁肋痛、落枕。

【操作】直刺0.8~1.2寸。

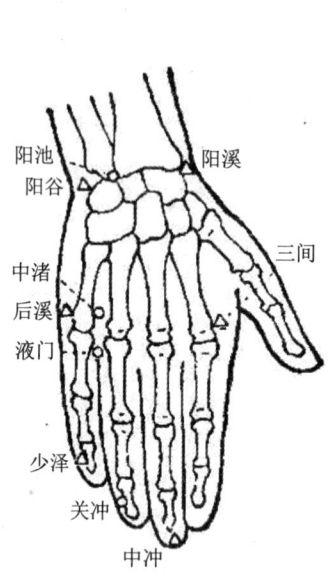

图1-48 中渚穴位置示意图

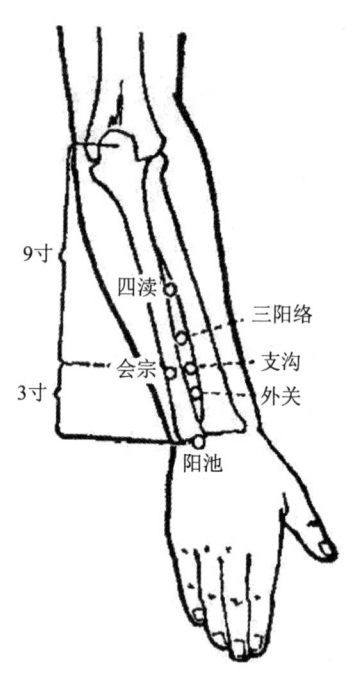

图1-49 外关穴、支沟穴位置示意图

4.翳风　手足少阳经脉的交会穴

【定位】在颈部，耳垂后方，乳突下端前方凹陷中（图1-50）。

【主治】①耳鸣、耳聋等耳病；②眼睑瞤动、颊肿、口喎、牙关紧闭、齿痛等面口病。

【操作】直刺0.5~1.0寸。

5.角孙

【定位】折耳郭向前，当耳尖直上入发际处（图1-50）。

【主治】①头痛、项强；②目赤肿痛、目翳；③齿痛、颊肿。

【操作】平刺0.3~0.5寸，可灸。

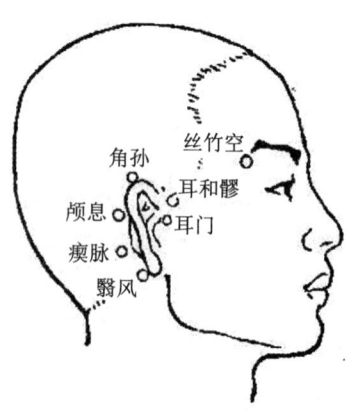

图1-50 翳风穴、角孙穴位置示意图

项目十一

足少阳胆经腧穴定位

一、目的要求

1.掌握胆经的循行路线及常用腧穴的定位和取穴方法。
2.熟悉常用穴位的功效、主治及操作。
3.了解操作时的注意事项。

二、实训教具

1.针灸模型人。
2.智能针灸腧穴模型人。

三、实训步骤

1.教师讲解。
2.教师示教。
3.同学练习,教师巡回指导。
4.教师总结,指导同学现场腧穴的定位演示。

四、实训内容

(一)经络循行路线

胆足少阳之脉,起于目锐眦,上抵头角,下耳后,循颈,行手少阳之前,至肩上,却交出手少阳之后,入缺盆。

其支者,从耳后入耳中,出走耳前,至目锐眦后。

其支者,别锐眦,下大迎,合于手少阳,抵于䪼,下加颊车,下颈,合缺盆,以下胸中,贯膈,络肝,属胆,循胁里,出气街,绕毛际,横入髀厌中。

其直者,从缺盆,下腋,循胸,过季胁,下合髀厌中,以下循髀阳,出膝外廉,下外辅骨之前,直下抵绝骨之端,下出外踝之前,循足跗上,入小指次指之间。

其支者,别跗上,入大指之间,循大指歧骨内,出其端,还贯爪甲,出三毛(图1-51)。

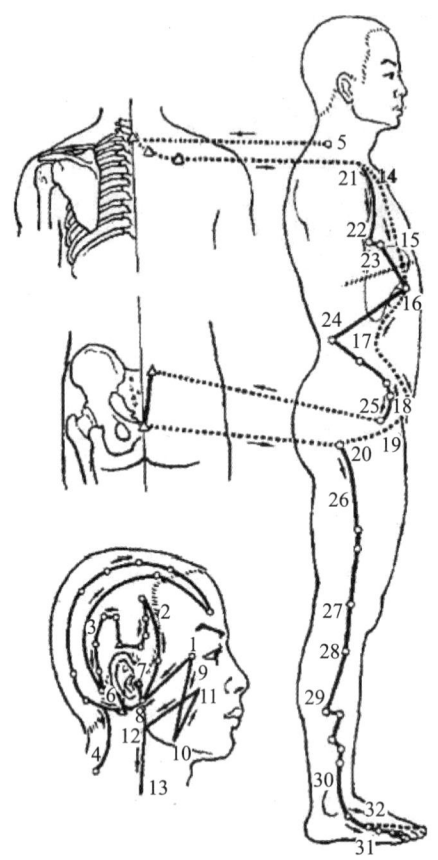

图 1-51 足少阳胆经循行示意图

(二) 常用腧穴

1. 风池 足少阳经与阳维脉的交会穴

【定位】在颈后区,枕骨之下,胸锁乳突肌上端与斜方肌上端之间的凹陷中(图 1-52)。

【主治】①中风、头痛、眩晕、不寐、癫痫等内风所致病证;②恶寒发热、口眼㖞斜等外风所致病证;③目赤肿痛、视物不明等;④颈项强痛。

【操作】向鼻尖方向斜刺 0.8~1.2 寸。

2. 肩井 手足少阳经与阳维脉的交会穴

【定位】在肩胛区,第 7 颈椎棘突与肩峰最外侧点连线的中点(图 1-53)。

【主治】①头痛、眩晕、颈项强痛等头项部病证;②肩背疼痛、上肢不遂;③瘰疬;④乳痈、乳少、难产、胞衣不下等妇科病证。

【操作】直刺 0.3~0.5 寸,切忌深刺、捣刺。孕妇禁用。

3.环跳　足少阳经与足太阴经的交会穴

【定位】在臀区,股骨大转子最凸点与骶管裂孔连线的外 1/3 与内 2/3 交点处(图 1-54)。

【主治】①下肢痿痹、半身不遂、腰腿痛;②风疹。

【操作】直刺 2~3 寸。

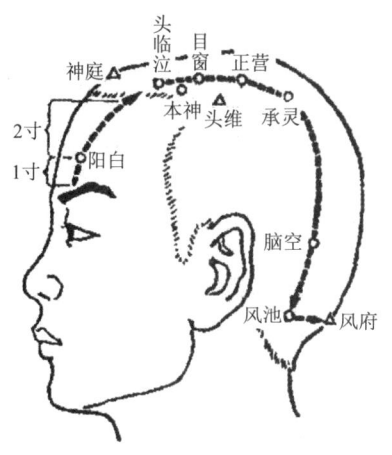

图 1-52　风池穴位置示意图

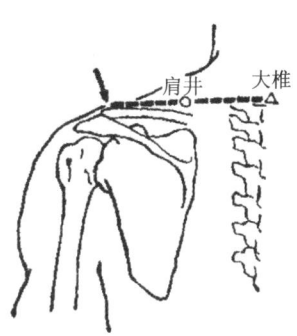

图 1-53　肩井穴位置示意图

4.风市

【定位】大腿外侧正中,腘横纹上 7 寸。简便取穴法:直立垂手时,中指尖下是穴(图 1-55)。

【主治】①下肢痿痹、麻木及半身不遂等下肢疾患;②遍身瘙痒。

【操作】直刺 1~2 寸,可灸。

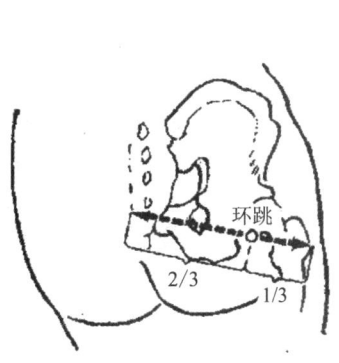

图 1-54　环跳穴位置示意图

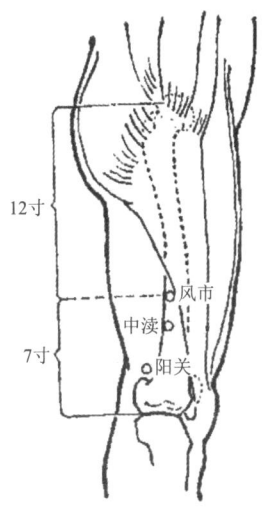

图-55　风市穴位置示意图

5.阳陵泉 合穴、胆下合穴、八会穴之筋会

【定位】在小腿外侧,腓骨头前下方凹陷中(图1-56)。

【主治】①黄疸、口苦、呕吐、胁痛等胆腑病证;②下肢痿痹、膝周肿痛、肩痛等筋病;③小儿惊风。

【操作】直刺1~1.5寸。

6.光明 络穴

【定位】外踝高点上5寸,腓骨前缘(图1-56)。

【主治】①目痛、夜盲、近视、目花等目疾;②胸乳胀痛;③下肢痿痹。

【操作】直刺1~1.5寸,可灸。

7.悬钟 八会穴之髓会

【定位】在小腿外侧,外踝尖上3寸,腓骨前缘(图1-56)。

【主治】①中风、颈椎病、腰椎病等骨髓病;②颈项强痛、偏头痛、咽喉肿痛;③胸胁胀痛;④下肢痿痹、脚气。

【操作】直刺0.5~0.8寸。

8.丘墟 原穴

【定位】在踝区,外踝的前下方,趾长伸肌腱的外侧凹陷中(图1-57)。

【主治】①偏头痛、胸胁胀痛;②下肢痿痹、外踝肿痛、足下垂、脚气;③疟疾。

【操作】直刺0.5~0.8寸。

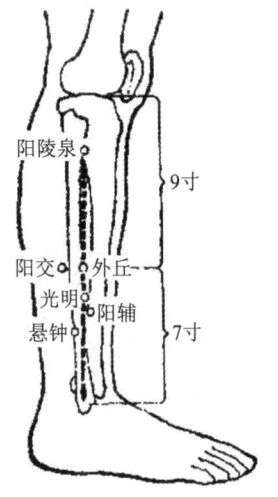

图1-56 阳陵泉穴、光明穴、悬钟穴位置示意图

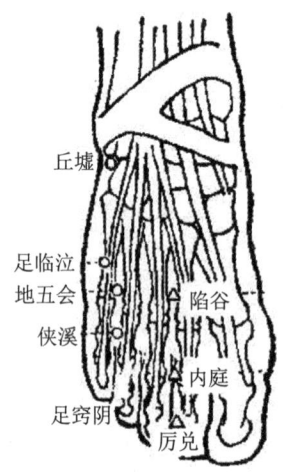

图1-57 丘墟穴位置示意图

项目十二

足厥阴肝经腧穴定位

一、目的要求

1. 掌握肝经的循行路线及常用腧穴的定位和取穴方法。
2. 熟悉常用穴位的功效、主治及操作。
3. 了解操作时的注意事项。

二、实训教具

1. 针灸模型人。
2. 智能针灸腧穴模型人。

三、实训步骤

1. 教师讲解。
2. 教师示教。
3. 同学练习,教师巡回指导。
4. 教师总结,指导同学现场腧穴的定位演示。

四、实训内容

(一)经络循行路线

肝足厥阴之脉,起于大指丛毛之际,上循足跗上廉,去内踝一寸,上踝八寸,交出太阴之后,上腘内廉,循股阴,入毛中,环阴器,抵小腹,挟胃,属肝,络胆,上贯膈,布胁肋,循喉咙之后,上入颃颡,连目系,上出额,与督脉会于巅。

其支者,从目系下颊里,环唇内。

其支者复从肝别,贯膈,上注肺(图1-58)。

(二)常用腧穴

1.大敦　井穴

【定位】足大趾外侧趾甲根角旁约0.1寸(图1-59)。

【主治】①疝气、少腹痛、遗尿、癃闭、五淋、尿血等泌尿系病证;②月经不调、崩漏、阴缩、阴中痛、阴挺等月经病及前阴病证;③癫痫、善寐。

【操作】浅刺0.1~0.2寸。

2.行间　荥穴

【定位】足背,当第1、第2趾间趾蹼缘上方纹头处(图1-59)。

【主治】①中风、癫痫、头痛、目眩、目赤痛、青盲、口歪等肝经风热病证;②月经不调、痛经、闭经、崩漏、带下等妇科经带病证;③阴中痛、疝气、遗尿、癃闭、五淋等泌尿系病证;④胸胁满痛。

【操作】直刺0.5~0.8寸。

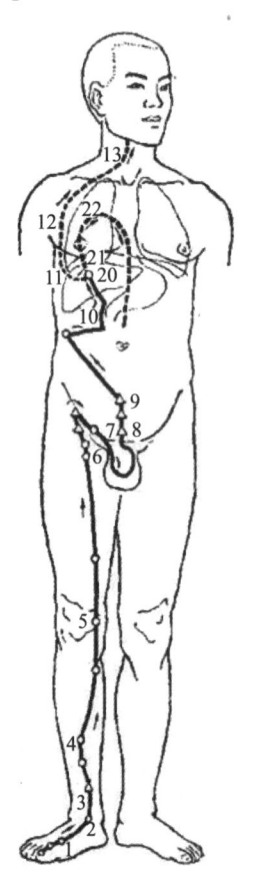

图1-58　足厥阴肝经循环示意图

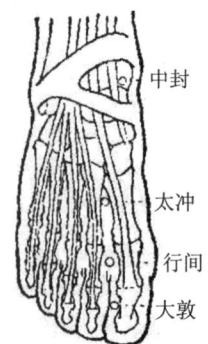

图1-59　大敦穴、行间穴、太冲穴位置图

3.太冲　输穴、原穴

【定位】在足背第1、第2跖骨间,跖骨底结合部前方凹陷中,或触及动脉搏动(图1-59)。

【主治】①中风、癫狂痫、头痛、眩晕、口眼㖞斜、小儿惊风等内风所致病证;②目赤肿痛、口㖞、青盲、咽喉干痛、耳鸣、耳聋等头面五官热性病证;③月经不调、崩漏、痛经、难产等妇科病证;④黄疸、胁痛、腹胀、呕逆等肝胃病证;⑤下肢痿痹,足趾肿痛。

【操作】直刺 0.5~1 寸。

4.蠡沟　络穴

【定位】在小腿内侧,内踝尖上 5 寸,胫骨内侧面的中央(图 1-60)。

【主治】①睾丸肿痛、阳强等男科病证;②月经不调、带下等妇科病证;③外阴瘙痒、小便不利、遗尿等前阴病证;④足胫疼痛。

【操作】平刺 0.5~0.8 寸。

5.章门　脾之募穴、八会穴之脏会

【定位】在侧腹部第 11 肋游离端下际(图 1-61)。

【主治】①腹痛、腹胀、肠鸣、腹泻、呕吐等胃肠病证;②胁痛、黄疸、痞块等肝脾病证。

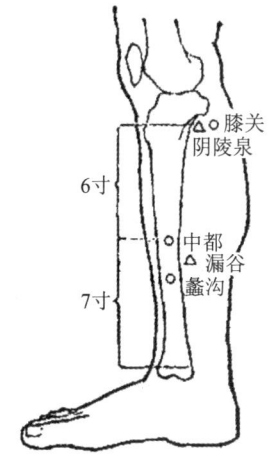

图 1-60　蠡沟穴位置示意图

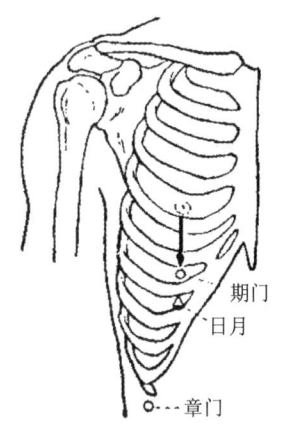

图 1-61　章门穴、期门穴位置示意图

6.期门　肝募穴,足厥阴经与足太阴经的交会穴

【定位】在胸部,第 6 肋间隙,前正中线旁开 4 寸(图 1-61)。

【主治】①胸胁胀痛;②腹胀、呃逆、吐酸等肝胃病证;③郁病,奔豚气;④乳痈。

【操作】斜刺 0.5~0.8 寸。

项目十三

督脉腧穴定位

一、目的要求

1. 掌握督脉的循行路线及常用腧穴的定位和取穴方法。
2. 熟悉常用穴位的功效、主治及操作。
3. 了解操作时的注意事项。

二、实训教具

1. 针灸模型人。
2. 智能针灸腧穴模型人。

三、实训步骤

1. 教师讲解。
2. 教师示教。
3. 同学练习,教师巡回指导。
4. 教师总结,指导同学现场腧穴的定位演示。

四、实训内容

(一)经络循行路线

督脉,起于少腹,以下骨中央(胞中),下出会阴,经长强,行于后背正中,上至风府,入属于脑,上巅,循额,至鼻柱,经素髎,水沟,会手足阳明,至兑端,入龈交。

分支,其少腹直上者,贯脐中央,上贯心,入喉,上颐,环唇,上系两目之下中央(图1-62)。

(二)常用腧穴

1.腰阳关

【定位】在脊柱区,第4腰椎棘突下凹陷中,后正中线上(图1-63)。

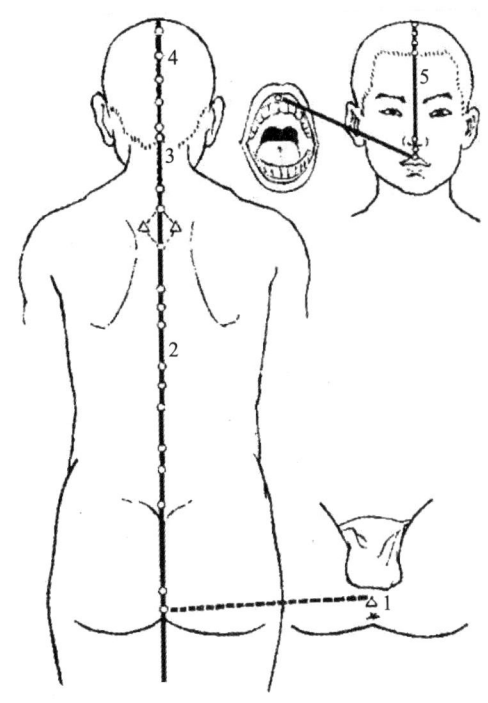

图1-62 督脉循行示意图

【主治】①月经不调、带下等妇科病证;②遗精、阳痿男科病证;③腰骶疼痛、下肢痿痹。

【操作】向上斜刺0.5~1寸。

2.命门

【定位】在脊柱区,第2腰椎棘突下凹陷中,后正中线上(图1-63)。

【主治】①月经不调、痛经、经闭、带下、不孕等妇科病证;②遗精、阳痿、不育等男科病证;③五更泄泻、小便频数、癃闭等肾虚病证;④腰脊强痛、下肢痿痹。

【操作】向上斜刺0.5~1寸。

3.身柱

【定位】后正中线上,第3胸椎棘突下凹陷中,约与两侧肩胛冈高点相平(图1-63)。

【主治】①咳嗽、喘息;②脊背强痛;③癫狂、小儿风痫。

【操作】向上斜刺0.5~1寸。

4.大椎 督脉与足三阳经的交会穴

【定位】在脊柱区,第7颈椎棘突下凹陷中,后正中线上(图1-63)。

【主治】①恶寒发热、疟疾等外感病证;②热病、骨蒸潮热;③咳嗽、气喘等肺气失于宣降证;④癫狂痫、小儿惊风等神志病证;⑤风疹、痤疮等皮肤疾病;⑥项强、脊痛等脊柱病证。

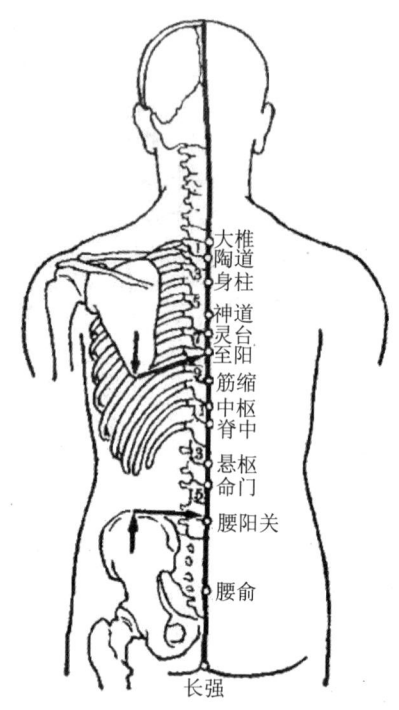

图1-63 腰阳关穴、命门穴、身柱穴、大椎穴位置示意图

【操作】向上斜刺0.5~1寸。

5.哑门

【定位】第1颈椎下,后发际正中直上0.5寸(图1-64)。

【主治】①暴喑、舌缓不语、癫狂痫、癔症等神志病证;②头痛、颈项强痛。

【操作】伏案正坐,使头微前倾,项肌放松,向下颌方向缓慢刺入0.5~1.0寸。应严格掌握针刺的角度和深度,不可向上斜刺或深刺,以免刺入枕骨大孔,伤及延髓。

6.百会 督脉与足太阳经的交会穴

【定位】在头部,前发际正中直上5寸(图1-64)。

【主治】①晕厥、中风、失语、痴呆、癫狂、不寐、健忘等神志病;②头风、巅顶痛、眩晕耳鸣等头面病证;③脱肛、阴挺、胃下垂等气虚下陷证。

【操作】平刺0.5~0.8寸,升阳固脱多用灸法。

7.神庭 督脉与足太阳经、足阳明经的交会穴

【定位】在头部,前发际正中直上0.5寸(图1-64)。

【主治】①癫狂痫、不寐、惊悸等神志病;②头痛、眩晕、目赤、目翳、鼻渊等头面五官病证。

【操作】平刺0.5~0.8寸。

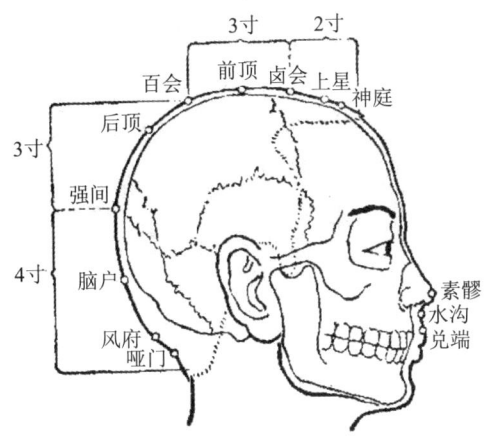

图1-64 哑门穴、百会穴、神庭穴、水沟穴位置示意图

8.水沟 督脉与手足阳明经的交会穴

【定位】在面部,人中沟的上1/3与中1/3交点处(图1-64)。

【主治】①昏迷、晕厥、中风、中暑、脱证等急症,为急救要穴之一;②癫狂痫、癔症、急慢惊风等神志病;③闪挫腰痛、脊背强痛;④口㖞、面肿、鼻塞、牙关紧闭等头面五官病证。

【操作】向上斜刺0.3~0.5寸,强刺激;或指甲按掐。

9.印堂

【定位】在头部,两眉毛内侧端中间的凹陷中(图1-65)。

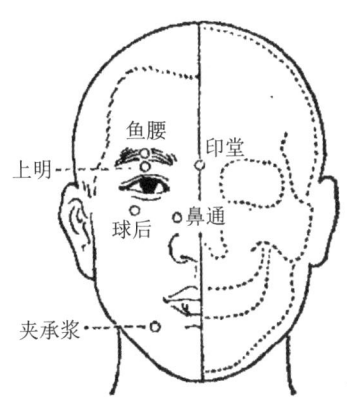

图1-65 印堂穴位置示意图

【主治】①不寐、健忘、痴呆、痫病、小儿惊风等神志病证;②头痛、眩晕、鼻渊等头面五官病证;③小儿惊风、产后血晕、子痫等病证。

【操作】平刺0.3~0.5寸,或三棱针点刺出血。

任脉腧穴定位

一、目的要求

1. 掌握任脉的循行路线及常用腧穴的定位和取穴方法。
2. 熟悉常用穴位的功效、主治及操作。
3. 了解操作时的注意事项。

二、实训教具

1. 针灸模型人。
2. 智能针灸腧穴模型人。

三、实训步骤

1. 教师讲解。
2. 教师示教。
3. 同学练习,教师巡回指导。
4. 教师总结,指导同学现场腧穴的定位演示。

四、实训内容

(一) 经络循行路线

任脉起于胞中,出于会阴,上循毛际,循腹里,上关元,至咽喉,上颐循面入目(图1-66)。

(二) 常用腧穴

1.中极 膀胱之募穴,任脉与足三阴经的交会穴

【定位】在下腹部,脐中下4寸,前正中线上(图1-67)。

【主治】①月经不调、带下等妇科病证;②遗精、阳痿男科病证;③腰骶疼痛、下肢痿痹。

【操作】直刺1~1.5寸,应在排尿后针刺,以免伤及深部膀胱。孕妇慎用。

2.关元 小肠之募穴,任脉与足三阴经的交会穴

【定位】在下腹部,脐中下3寸,前正中线上(图1-67)。

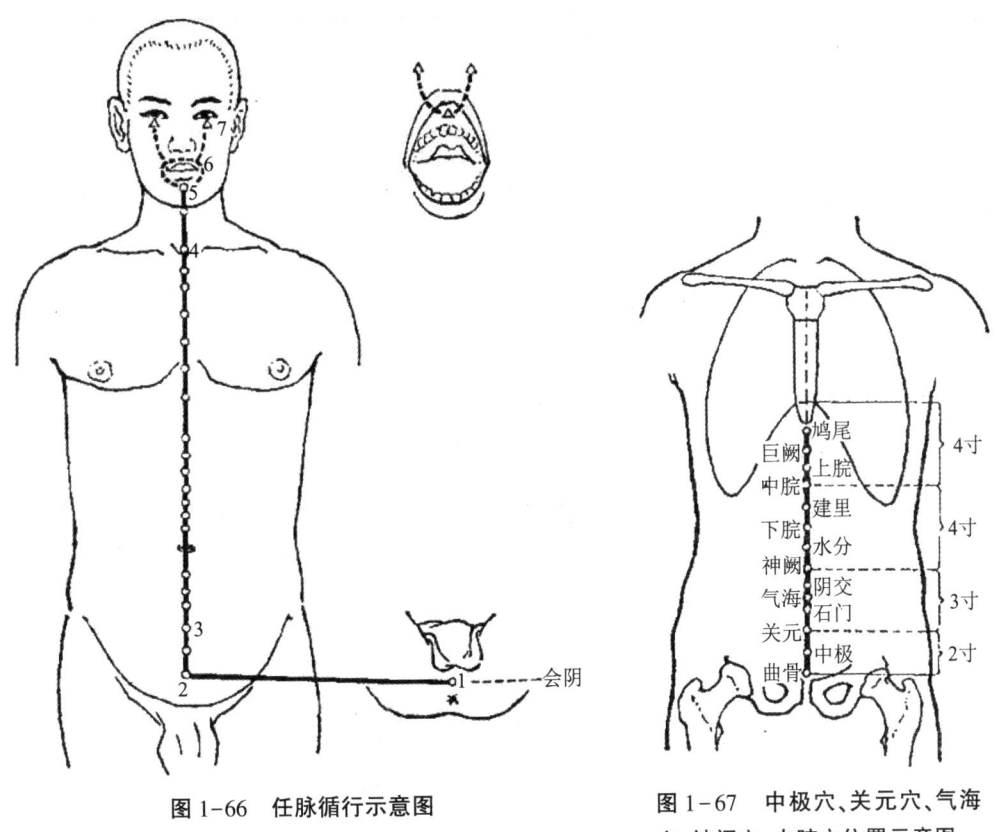

图1-66 任脉循行示意图

图1-67 中极穴、关元穴、气海穴、神阙穴、中脘穴位置示意图

【主治】①中风脱证、虚劳羸瘦、脱肛、阴挺等元气虚损所致病证;②遗精、阳痿、早泄、不育等男科病证;③崩漏、月经不调、痛经、闭经、不孕、带下病等妇科病证;④遗尿、癃闭、尿频、尿急等泌尿系病证;⑤腹痛、泄泻、脱肛、便血等肠腑病证;⑥保健要穴。

【操作】直刺1~2寸。

3.气海

【定位】在下腹部,脐中下1.5寸,前正中线上(图1-67)。

【主治】①中风脱证、虚劳羸瘦、脱肛、阴挺等气虚证;②遗精、阳痿、疝气、不育等男科病证;③崩漏、月经不调、痛经、经闭、不孕、带下等妇科病证;④遗尿、癃闭等泌尿系病证;⑤水谷不化、绕脐疼痛、便秘、泄泻等肠腑病证;⑥保健要穴。

【操作】直刺1~1.5寸。孕妇慎用。

4.神阙

【定位】脐窝中央(图1-67)。

【主治】①虚脱、中风脱证等元阳暴脱;②腹痛、腹胀、腹泻、痢疾、便秘、脱肛等肠腑病证;③水肿、小便不利。

【操作】禁针。

5.中脘　胃之募穴,八会穴之腑会,任脉与手少阳经、手太阳经、足阳明经的交会穴

【定位】在上腹部,脐中上4寸,前正中线上(图1-67)。

【主治】①胃痛、呕吐、完谷不化、食欲不振、腹胀、泄泻、小儿疳积等脾胃病证;②癫痫、不寐等神志病;③黄疸。

【操作】直刺1~1.5寸。

6.膻中　心包之募穴、八会穴之气会

【定位】在胸部,横平第4肋间隙,前正中线上(图1-68)。

【主治】①咳嗽、气喘、胸闷等胸中气机不畅病证;②心痛、心悸等心疾;③产后乳少、乳痈、乳癖等乳病;④呕吐、呃逆等胃气上逆证。

【操作】直刺0.3~0.5寸,或平刺。

7.天突　任脉与阴维脉的交会穴

【定位】在颈前区,胸骨上窝中央,前正中线上(图1-69)。

【主治】①咳嗽、气喘、咽喉肿痛、胸痛等肺系病证;②暴喑、梅核气、瘿气等咽部病证。

【操作】先直刺0.2寸,然后将针尖转向下方,紧靠胸骨后方,气管前缘缓慢刺入1.5寸。必须严格掌握针刺的角度和深度,以防刺伤肺和有关动静脉。

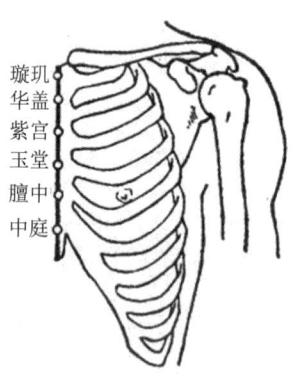

图1-68　膻中穴位置示意图

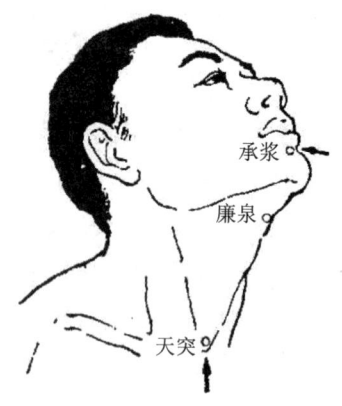

图1-69　天突穴位置示意图

项目十五

经外奇穴定位

一、目的要求

1.掌握常用经外奇穴的定位和取穴方法。
2.熟悉常用经外奇穴的功效、主治及操作。
3.了解操作时的注意事项。

二、实训教具

1.针灸模型人。
2.智能针灸腧穴模型人。

三、实训步骤

1.教师讲解。
2.教师示教。
3.同学练习,教师巡回指导。
4.教师总结,指导同学现场腧穴的定位演示。

四、实训内容

(一)常用腧穴

1.四神聪
【定位】在头部,百会前后左右各旁开1寸,共4穴(图1-70)。
【主治】①头痛、眩晕、健忘等头脑病证;②不寐、癫痫等神志病证。
【操作】平刺0.5~0.8寸。

2.太阳
【定位】在头部,眉梢与目外眦之间,向后约一横指的凹陷中(图1-71)。
【主治】①头痛;②目赤肿痛,眼睑瞤动,色盲;③面瘫。
【操作】直刺或斜刺0.3~0.5寸,或点刺出血。

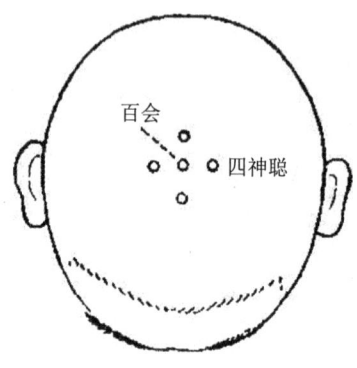
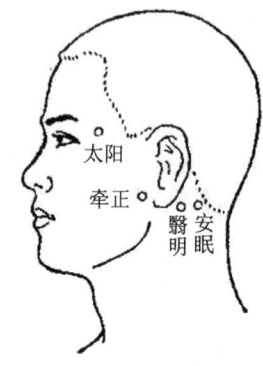

图1-70　四神聪穴位置示意图　　图1-71　太阳穴、牵正穴、安眠穴位置示意图

3.金津、玉液

【定位】在口腔内,当舌下系带左右两侧的静脉上,左为金津,右为玉液(图1-72)。

【主治】①口疮、舌强、舌肿;②呕吐、消渴。

【操作】三棱针点刺出血。

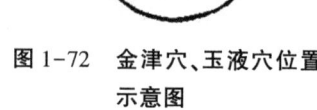

图1-72　金津穴、玉液穴位置示意图

4.牵正

【定位】在面颊部,耳垂前0.5~1寸处(图1-71)。

【主治】口㖞、口疮。

【操作】向前斜刺0.5~0.8寸。

5.安眠

【定位】在项部,当翳风穴与风池穴连线的中点(图1-71)。

【主治】①头痛、眩晕、失眠;②心悸、癫狂。

【操作】直刺0.8~1.2寸。

6.定喘

【定位】在脊柱区,横平第7颈椎棘突下,后正中线旁开0.5寸(图1-73)。

【主治】①哮喘、咳嗽;②肩背痛、落枕。

【操作】直刺0.5~1寸。

7.夹脊

【定位】在脊柱区,第1胸椎至第5腰椎棘突下两侧,后正中线旁开0.5寸,一侧17穴,共34穴(图1-73)。

【主治】上背部的夹脊穴治疗心肺及上肢病证,下背部的夹脊穴治疗胃肠病证,腰部的夹脊穴治疗腰腹及下肢病证。

【操作】直刺0.5~1寸,或梅花针叩刺。

8.腰痛穴

【定位】在手背,第2、第3掌骨间及第4、第5掌骨间,腕背侧远端横纹与掌指关节的

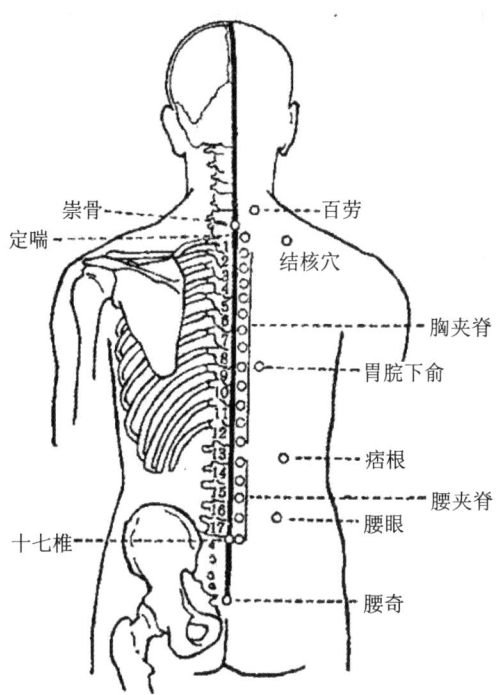

图1-73 定喘穴、夹脊穴位置示意图

中点处,一手2穴(图1-74)。

【主治】急性腰扭伤。

【操作】直刺0.3~0.5寸。

9.四缝

【定位】在第2~5指掌侧,近端指关节的中央,一手4穴,左右共8穴(图1-75)。

【主治】①小儿疳积;②百日咳。

【操作】点刺出血或者挤出少许黄色透明黏液。

10.十宣

【定位】在手指,十指尖端,距指甲游离缘0.1寸(指寸),左右共10穴(图1-76)。

【主治】①中风、昏迷、晕厥等神志病;②中暑、高热等急症;③咽喉肿痛;④手指麻木。

【操作】直刺0.1~0.2寸,或点刺出血。

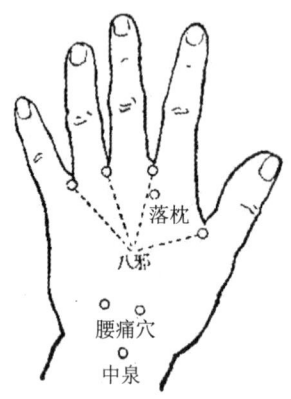
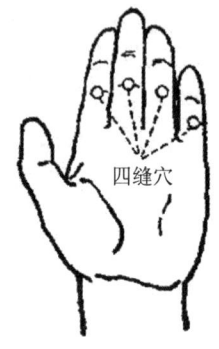

图1-74 腰痛穴位置示意图　　　　图1-75 四缝穴位置示意图

11. 鹤顶

【定位】在膝上部,髌底的中点上方凹陷处(图1-77)。

【主治】膝痛、足胫无力、下肢瘫痪。

【操作】直刺0.8~1寸。

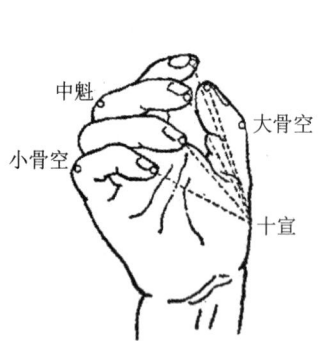
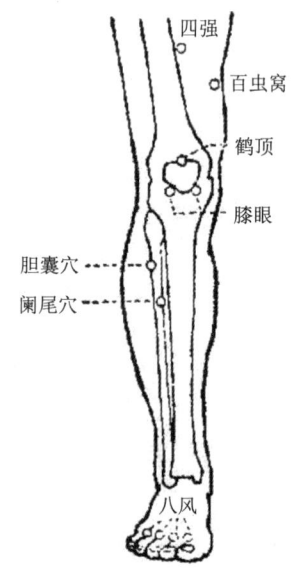

图1-76 十宣穴位置示意图　　　　图1-77 鹤顶穴、膝眼穴位置示意图

12. 膝眼

【定位】屈膝,在髌韧带两侧凹陷处。在内侧的称内膝眼,在外侧的称外膝眼(图1-77)。

【主治】膝痛、腿痛、脚气。

【操作】向膝中斜刺0.5~1寸,或透刺对侧膝眼。

第二部分

刺灸方法

项目一

毫针刺法

一、目的要求

1. 掌握进针法、行针法、留针法、出针法等操作。
2. 熟悉毫针刺法的注意事项。

二、实训教具

针灸模型人、针灸针、酒精棉球、镊子。

三、实训步骤

1. 教师讲解。
2. 教师示教。
3. 同学练习,教师巡回指导。
4. 教师总结,指导同学现场腧穴的定位演示。

四、实训内容

(一)针刺前准备

1. 针刺工具

(1) 制针材料:毫针是用金属制成的,其中以不锈钢为制针材料者最常用。不锈钢毫针的特点是针体挺直滑利,具有较高的强度和韧性、耐热、防锈,不易被化学物品等腐蚀,故目前被临床广泛采用。此外,也有用其他金属制作的毫针,如金针、银针,其传热、导电性能虽优于不锈钢针,但针体强度和韧性远不如不锈钢针,加之价格昂贵,除特殊需要外,一般临床较少应用。

(2) 毫针结构:毫针的结构,分为针尖、针身、针根、针柄、针尾5部分(图2-1)。针尖是针身的尖端锋锐部分,亦称针芒。针身是针尖至针柄间的主体部分,又称针体。针根是针身与针柄分界的部

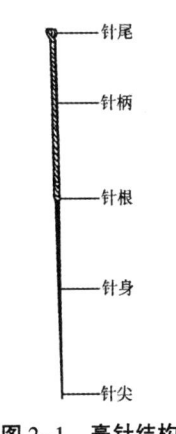

图2-1 毫针结构

分。针柄是针根至针尾的部分,也是医师持针操作的部位。针尾是针柄的末端部分。

(3)毫针的分类:根据毫针针柄与针尾的构成和形状的不同(图2-2),可分为4类。环柄针又称圈柄针,即针柄用镀银或经氧化处理的金属丝缠绕成环形针尾的毫针。花柄针又称盘龙针,即针柄中间用两根金属丝交叉缠绕呈盘龙形的毫针。平柄针又称平头针,即针柄用金属丝缠绕,末端不做收尾处理的毫针。管柄针,即用金属薄片或树脂材料制成管状针柄的毫针。

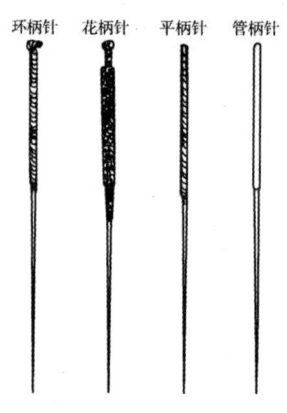

图2-2 毫针分类

(4)毫针的规格:毫针的不同规格,主要以针身的直径和长度区分。毫针的粗细规格,见表2-1。

表2-1 毫针的粗细规格

直径/mm	0.45	0.42	0.38	0.34	0.32	0.30	0.28	0.26	0.24	0.22	0.20
号数	26	27	28	29	30	31	32	33	34	35	36

毫针的长短规格,见表2-2。

表2-2 毫针的长短规格

寸	0.5	1	1.5	2	3	4	5
毫米	15	25	40	50	75	100	125

临床一般以粗细为0.30~0.45 mm(26~30号)和长短为25~75 mm(1~3寸)者常用。短毫针主要用于部位肌肉浅薄的腧穴或在浅刺时应用,长毫针多用于部位肌肉丰厚的腧穴或在深刺时应用。毫针的粗细与针刺的刺激强度有关,供辨证施治时选用。

(5)毫针的选择:衡量毫针的质量,主要看针具的"质"与"形"。质,是指制针选料的优劣。根据中华人民共和国国家标准GB2024—94《针灸针》的规定,不锈钢毫针的针体应以GB/T4240中规定的0Cr19Ni9或其他奥氏体不锈钢丝制成。针柄的材料未做统一规定,如采用塑料,必须用医用无毒塑料。形,是指毫针的形状、造型。在具体选择时应注意以下几点。①针尖要端正不偏,尖中带圆,圆而不钝,形如"松针",锐利适度,光洁度高。②针身要光滑挺直,圆正匀称,坚韧而富有弹性。③针根要牢固平整,光滑清洁。④针柄要与针身结合牢固,针柄的长短、粗细要适中,便于持针操作。⑤针尾要规范整洁。

2. 毫针操作的基本训练　每一个针灸医师必须熟练掌握毫针操作,才能进针快,透皮不痛,行针自如,让患者乐于接受,并且能够施行手法,调整经气,取得良好的临床疗效。

毫针的操作练习,基本是对指力和手法的锻炼。指力就是手指的力量,手法则体现在手指的灵活度。只有加强手指力量和灵活度的训练,才能顺利进针并进行捻转、提插等各种手法。在反复练针的过程中,还要坚持动作规范,宁神聚意,以加强治神和体验针感。

(1) 纸垫练针法:用松软的细草纸或毛边纸,折叠成厚约 2 cm,长和宽分别为 8 cm、5 cm 的纸垫,外用棉线呈"井"字形扎紧。在此纸垫上可练习进针指力和捻转动作。

练习时,一手拿住纸垫,一手如执笔式持针,使针身垂直于纸垫上,当针尖抵于纸垫后,拇、示、中三指捻转针柄,将针刺入纸垫内,同时手指向下渐加一定压力,待刺透纸垫背面后,再捻转退针;另换一处如前再刺。如此反复练习至针身可以垂直刺入纸垫,并能保持针身不弯、不摇摆、进退深浅自如时,说明指力已达到基本要求。练针必须循序渐进,先用短针,后用长针。

做捻转练习时,可将针刺入纸垫后,在原处不停地来回做拇指与示、中两指的前后交替捻转针柄的动作。要求捻转的角度均匀,运动灵活,快慢自如,一般每分钟可捻转 150 次。纸垫练针初期,可用 1.0~1.5 寸长的短毫针,待有一定的指力和手法基本功后,再用 2.0~3.0 寸长的毫针练习。同时,还应进行双手行针的练习,以适应临床持续运针的需要(图 2-3)。

(2) 棉球练针法:取棉絮一团,用棉线缠绕,外紧内松,做成直径为 6~7 cm 的圆球,外包白布一层缝制,即可练针。因棉球松软,可以练习提插、捻转、进针、出针等各种毫针操作手法的模拟动作。做提插练针时,以执毛笔式持针,将针刺入棉球,在原处做上提下插的动作,要求深浅适宜,幅度均匀,针身垂直。在此基础上,可将提插与捻转动作配合练习,要求提插幅度上下一致,捻转角度来回一致,操作频率快慢一致,达到动作协调、得心应手、手法熟练的程度(图 2-4)。

(3) 自身练针法:通过纸垫、棉球等物体练针,具有了一定的指力基础后,可以在自己身上进行试针练习,以亲身体会进针、行针、得气的感觉。在自身练针时,选用自己的合谷、曲池、足三里等穴位,皮肤规范消毒后,逐渐做到进针无痛或微痛,针身挺直不弯,刺入顺利,提插、捻转行针自如,用力均匀,手法熟练。同时,要仔细体会指力与进针、手法与得气的关系,以及持针手指的感觉和受刺部位的感觉。

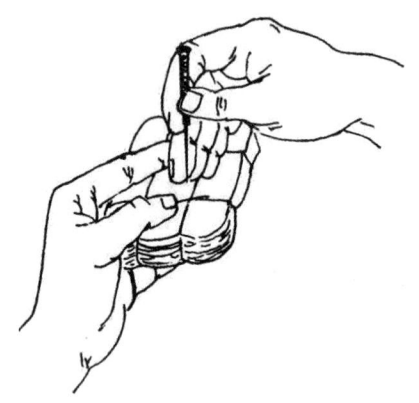
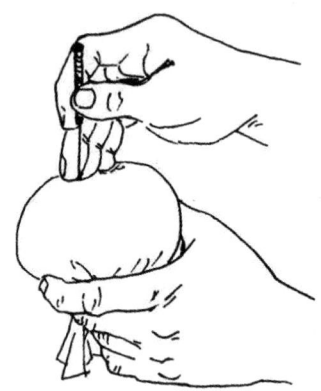

图 2-3 纸垫练针法　　　　　　图 2-4 棉球练针法

（4）相互练针法：在自身练习比较成熟的基础上，模拟临床实际，两人交叉进行试针练习。要求从实际出发，按照规范操作方法，相互交替对练，练习内容与"自身练针法"相同。相互试针练习时，要学习对方的优点，指出不足的环节，共同进步提高，以便进入临床实际操作时心中有数，真正提高毫针刺法的基本技能。

3.体位的选择　接受针刺治疗的过程中，患者体位选择得是否合适，对腧穴的正确定位，针刺的施术操作，持久的留针，以及防止晕针、滞针、弯针，甚至折针等针刺意外的发生具有重要意义。对部分重症和体质虚弱，或精神紧张、畏惧针刺的患者，其体位选择尤为重要。

指导患者确定针刺时的体位，应以医师能够正确取穴、便于施术，患者感到舒适安稳，并能持久保持为原则。

临床常用体位有以下几种。

（1）仰卧位：适宜于取头面、胸腹部及四肢的部分腧穴（图2-5）。

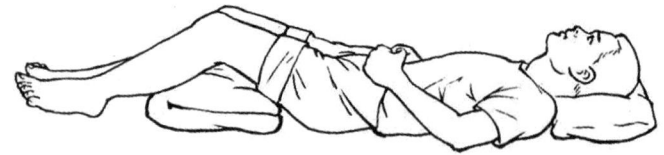

图 2-5　仰卧位

（2）侧卧位：适宜于取身体侧面腧穴和上、下肢的部分腧穴（图2-6）。

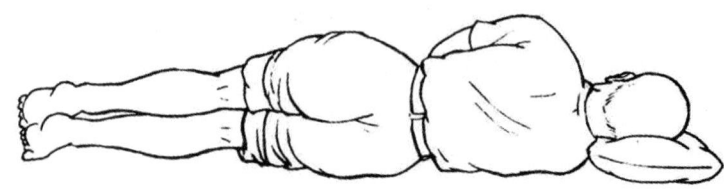

图 2-6　侧卧位

(3)伏卧位:适宜于取头、项、脊背、腰臀部和下肢背侧及上肢部分腧穴(图2-7)。

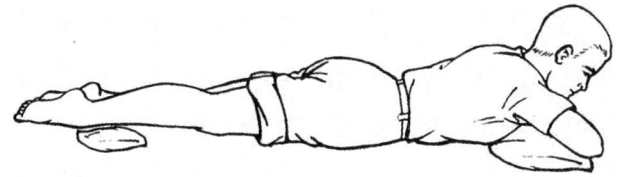

图2-7 伏卧位

(4)仰靠坐位:适宜于取前头、颜面、颈前、胸、肩臂、腿膝等部位的腧穴(图2-8)。

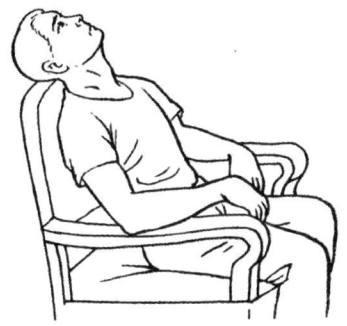

图2-8 仰靠坐位

(6)俯伏坐位:适宜于取后头、项、背部的腧穴(图2-9)。

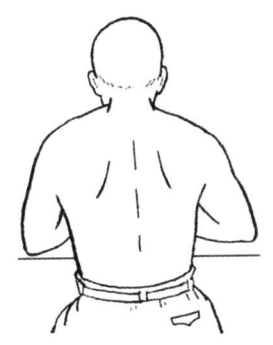

图2-9 俯伏坐位

(7)侧伏坐位:适宜于取头部的一侧、面颊及耳前后部位的腧穴(图2-10)。

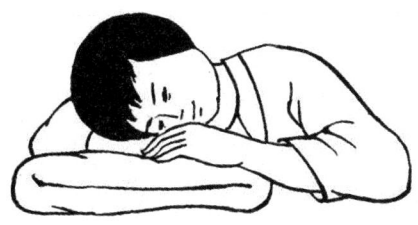

图2-10 侧伏坐位

4.揣穴定位　针刺前,医师按照腧穴的定位方法将施术的腧穴位置定准。若医师在腧穴体表定位点的基础上,以押手在欲刺腧穴处进行触摸、按压,寻找酸、麻、胀、痛等敏感点以选定腧穴,临床效果更好。

揣穴遇到肌肉丰盈疏松时,要用左手五指并拢或分开向下用力,将肌肉压平,以防移位,便于进针。如揣中脘穴,腹部肌肉疏松,中指按压中脘,其他四指分开将腹部压平,称为"五穴取一",以备进针。

揣穴遇到肌腱、血管时,要用手指向前后或左右推拨,使其分开而按住穴位。如针内关穴,左手拇指紧按其穴,将两肌腱和血管拨开,同时要找到患者有酸麻感觉的部位,以便进针。

揣穴遇到骨骼、肌腱,以及血管覆盖的穴位时,令患者将有关的部位旋转,使其被覆盖的穴位充分显露,以指按穴,如揣养老穴,令患者屈肘,掌心朝面,小指侧向内旋转,尺骨小头桡侧显出的陷窝处,即为本穴。

揣穴遇到关节时,左手以拇指掐住穴位,右手牵拉患者肢体远端,行左右或上下滚摇,使其关节松弛,指下便可揣清穴位,如取阳池穴时,以左手拇指紧掐其穴,右手握患者四指用微力牵拉并左右滚摇,使穴显于指下。

揣穴遇到伸屈关节才能较好显露穴位时,应采用升降法,如取解溪穴,以左手固定肢体,拇指紧掐其穴,右手握住足尖,上下摇动,以松动踝关节,便可揣清穴位。

揣穴遇到屈伸关节、推拨肌腱才能显露穴位时,用手握住关节向左右滚摇,前后屈伸,推拨穴位周围组织,使穴显于指下,如取肩髃穴,左手拇指紧掐其穴,右手托握肘关节,上下抬举,左右滚摇活动,使穴位显于指下。

5.消毒　针刺前的消毒范围应包括:针具器械、医者的双手、患者的施术部位、治疗室用具等。

(1)针具器械消毒:针灸临床提倡"一针一穴一棉球",以减少反复使用可能造成的感染。临床最好使用一次性无菌针。器械的消毒方法很多,首选高压蒸汽灭菌法。①高压蒸汽灭菌法:将器械用布包好,放在密闭的高压蒸汽锅内灭菌。一般在1.0~1.4 kg/cm²的压力、115~123 ℃的高温下保持30分钟以上,可达到消毒灭菌的要求。②药液浸泡消毒法:盛装针具的其他器械,如针盘、针管、针盒等,可用2%来苏尔溶液或1∶1000升汞(氯化汞)溶液浸泡1~2小时,即可达到消毒目的。③煮沸消毒法:将毫针等针具用纱布包扎后,放入盛有清水的消毒煮锅内进行煮沸。一般在水沸后再煮15~20分钟,即可达到消毒目的。

(2)医师手指消毒:在针刺操作之前,医师应按照标准洗手法将手洗刷干净,待干后再用75%乙醇棉球擦拭,方可持针操作。持针施术时,医师应尽量避免手指直接接触针身,如某些刺法需要触及针身时,必须用消毒干棉球做间隔物,以确保针身无菌。

(3)针刺部位消毒:患者针刺部位,可用75%乙醇棉球或棉签擦拭消毒;或先用2%碘酊涂擦,再用75%乙醇棉球或棉签擦拭脱碘。擦拭时应从针刺部位的中心点向外绕圈消毒;当针刺部位消毒后,切忌接触污物,保持洁净,防止再次污染。

(4)治疗环境消毒:针刺治疗环境的消毒,包括治疗台上用的床垫、枕巾、毛毯、垫席等物品要按时换洗晾晒,以及治疗室的定期消毒净化,保持空气流通,环境卫生洁净等。如采用一人一用的消毒垫布、垫纸、枕巾则更好。

任何有创性治疗手段,都有引起感染或交叉感染的可能。因此,针刺临床一定要有严格的无菌观念。针刺后针孔部位不要立即接触污水或污染物品,也不宜抓挠,更要杜绝针刺临床曾经有过的口温针、隔衣针等现象。

(二)进针法

进针法是医师采用各种方法将毫针刺入腧穴皮下的操作方法。常用的进针法有以下几种。

1.单手进针法　多用于较短的毫针。

(1)插入法:用右手拇、示指持针,中指端紧靠穴位,指腹抵住针体中部,当拇、示指向下用力时,中指也随之屈曲,将针刺入腧穴皮下(图2-11)。

(2)捻入法:即指针尖抵于腧穴皮肤时,运用指力稍加捻动将针尖刺入腧穴皮下的手法。

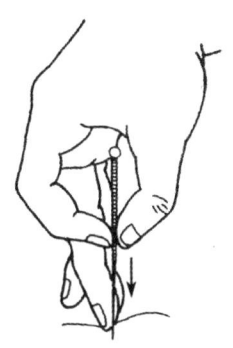

图2-11　单手进针法

2.双手进针法

(1)指切进针法:又称爪切进针法,用押手拇指或示指的指甲切按腧穴皮肤,刺手持针,针尖紧靠押手指甲缘,将针迅速刺入(图2-12)。此法适宜于短针的进针,亦可用于腧穴局部紧邻重要的组织器官者。

(2)夹持进针法:押手拇、食两指持消毒干棉球,裹于针体下端,露出针尖,使针尖接触腧穴,刺手持针柄,刺手、押手同时用力将针刺入腧穴(图2-13)。此法适用于长针的进针。

(3)舒张进针法:押手食、中两指或拇、食两指将所刺腧穴部位的皮肤撑开绷紧,刺手持针,使针从刺手食、中两指或拇、食两指的中间刺入(图2-14)。此法主要用于皮肤松弛部位的腧穴。

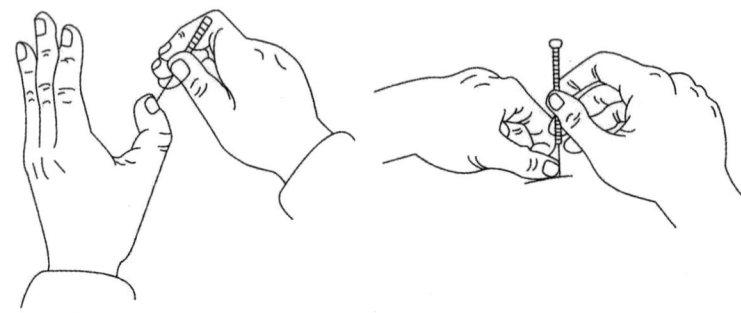

图 2-12　指切进针法

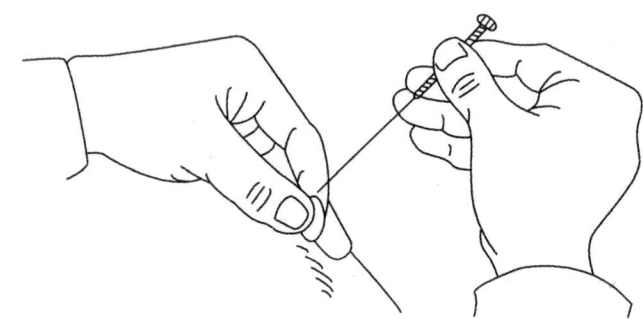

图 2-13　夹持进针法

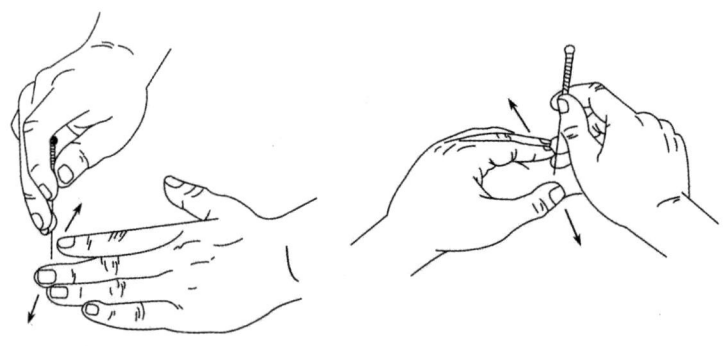

图 2-14　舒张进针法

（4）提捏进针法：押手拇、食两指将所刺腧穴两旁的皮肤提起，刺手持针，从捏起的腧穴上端将针刺入（图2-15），此法主要用于皮肉浅薄部位的腧穴。

3.管针进针法　将针先插入用玻璃、塑料或金属制成的比针短7.5 mm（3分）左右的小针管内，触及腧穴表面皮肤；押手压紧针管，刺手示指对准针柄弹击，使针尖迅速刺入皮肤，然后将针管去掉，再将针刺入穴内（图2-16）。也有用安装弹簧的特制进针器进针者。此法多用于儿童和惧针患者。

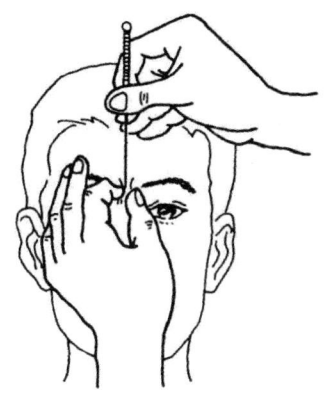 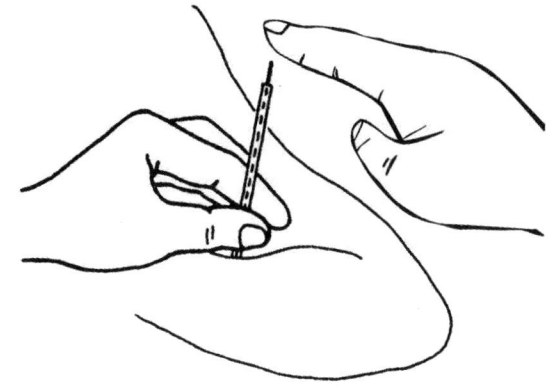

图 2-15　提捏进针法　　　　图 2-16　管针进针法

以上各种进针法,在临床应用时需根据腧穴所在部位的解剖特点、针刺深度、手法要求,以及针具长短等具体情况,以便于进针、易于得气、避免痛感为目的,灵活选用相应的进针法。

4.注意事项

(1)进针必须持针稳,取穴准,动作轻,进针快(个别亦须慢)。

(2)进针必须手法熟练,指、腕、掌用力均匀。在双手进针时,押手爪切按压,刺手持针刺入,相互配合。

(3)进针前要对患者做好安慰工作,要求医患双方配合,进针时患者体位合适,切莫随意变动。

(4)进针时可配合咳嗽、呼吸等法,以减轻进针疼痛。随咳下针,还可激发经气。如针刺头额等痛觉敏感处,可屏息以缓痛。

(三)针刺角度、方向和深度

针刺的角度、方向和深度,是毫针刺入皮下后的具体操作要求。在进针和行针过程中,合理选择进针角度、适时调整针刺方向、控制针刺深度既可以避免进针疼痛和组织损伤,更有助于获得、维持或加强针感,提高疗效。

针刺疗效的取得,不仅取决于腧穴体表定位的准确,还与恰当的针刺角度、方向、深度的确定密切相关。同一腧穴由于针刺角度、方向与深度的不同,会有不同的针刺感应,临床效应也各不相同。

1.针刺角度　针刺角度是指针刺时针身与皮肤表面所形成的夹角。可根据腧穴部位的解剖特点和针刺治疗要求而确定。一般分为直刺、斜刺和平刺三种(图 2-17)。

(1)直刺是针身与皮肤表面呈90°垂直刺入。此法适用于人体大部分腧穴,浅刺与深刺均可。

(2)斜刺是针身与皮肤表面呈45°左右倾斜刺入。此法适用于骨骼边缘或内有重要脏器不宜直刺、深刺的腧穴,如需避开血管、肌腱时也可用此法。

（3）平刺即横刺、沿皮刺。是针身与皮肤表面呈15°左右或沿皮以更小的角度刺入。此法适用于皮薄肉少部位的腧穴,如头部的腧穴等。

2.针刺方向　针刺方向指针刺时针尖的朝向。一般需根据经脉循行方向、腧穴分布部位和要求达到的组织结构等情况而定。

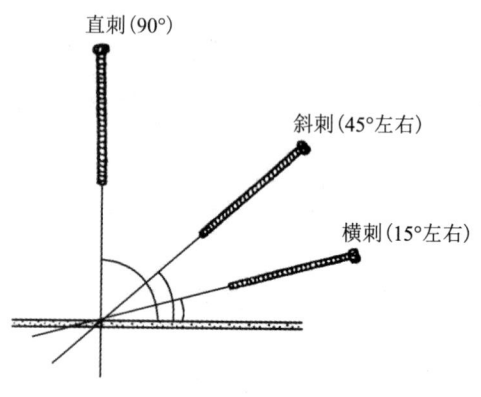

图2-17　针刺的角度

（1）依经脉循行定方向:可按照"迎随补泻"的要求,针刺时结合经脉循行方向,或顺经而刺,或逆经而刺,从而达到针刺补泻的目的。

（2）依腧穴定方向:针刺时,为保证针刺的安全,应依据针刺腧穴所在部位的解剖特点确定针刺的方向。如针刺哑门穴时,针尖应朝向下颌方向缓慢刺入,针刺背俞穴时针尖宜指向脊柱。

（3）依病情治疗需要定方向:为了使"气至病所",在针刺时针尖应朝向病痛部位。例如内关穴,治疗心律失常时,针尖须朝上。

3.针刺深度　针刺深度指针身刺入穴位内的深度。主要根据腧穴部位的解剖特点和治疗需要确定。同时还要结合患者年龄、体质、时令等因素综合考虑。

《针灸甲乙经·卷三》中有342穴针刺深度的记述,后世医家大多以此为据确定针刺深度。随着解剖学的发展,临床上穴位的刺入深度有增无减。但必须指出,针刺深浅当因病而施。《素问·刺要论》云:"病有浮沉,刺有浅深,各至其理,无过其道。"应该以既有针感,又能保证安全为基本原则。

（1）依据腧穴部位定深浅:一般肌肉浅薄或内有重要脏器处宜浅刺;肌肉丰厚之处宜深刺,即"穴浅则浅刺,穴深则深刺"。

（2）依据病情性质定深浅:阳证、表证、新病宜浅刺;阴证、里证、久病宜深刺。

（3）依据年龄定深浅:年老体弱,气血衰退,小儿娇嫩,稚阴稚阳,均不宜深刺;中青年身强体壮者,可适当深刺。

（4）依据体质体形定深浅:形瘦体弱者,宜浅刺;形盛体强者,可适当深刺。故《灵枢·终始》说:"凡刺之法,必察其形气。"

（5）依据季节、时令定深浅:不同的季节可采用不同的针刺深浅。一般来说,"春夏宜刺浅,秋冬宜刺深"。

（6）依据得气与补泻要求定深浅:针刺后浅部不得气,宜插针至深部以催气;深部不得气,宜提针至浅部以引气。有些补泻方法强调针刺时先浅后深或先深后浅。

(四)行针法

毫针进针后,为了使患者产生针刺感应,或进一步调整针感的强弱,或使针感向某一方向扩散、传导而采取的操作方法,称为"行针",亦称"运针"。行针手法包括基本手法和辅助手法两类。

1.基本手法　基本手法包括提插法和捻转法两种,两者既可单独应用,又可配合使用。

(1)提插法:指将针刺入腧穴一定深度后,施以上提下插的操作手法。将针向上引退为提,将针向下刺入为插,如此反复地做上下纵向运动就构成了提插法(图2-18)。

提插幅度的大小、层次的变化、频率的快慢和操作时间的长短,应根据患者的体质、病情、腧穴部位和针刺目的等灵活掌握。使用提插法时的指力一定要均匀一致,幅度不宜过大,一般以3~5分为宜,频率不宜过快,每分钟60次左右,保持针身垂直,不改变针刺角度、方向。通常认为行针时提插的幅度大,频率快,刺激量就大;反之,提插的幅度小,频率慢,刺激量就小。

(2)捻转法:指将针刺入腧穴一定深度后,施以向前、后捻转动作,使针在腧穴内反复前后来回旋转的行针手法(图2-19)。

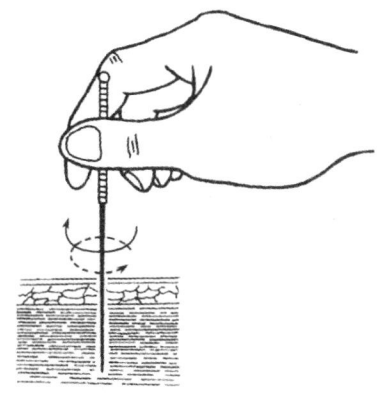
图2-18　提插法

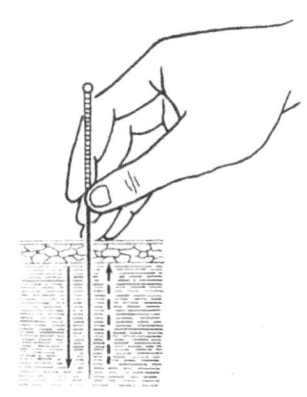
图2-19　捻转法

捻转角度的大小、频率的快慢、时间的长短等,需根据患者的体质、病情、腧穴的部位、针刺目的等具体情况而定。使用捻转法时,指力要均匀,角度要适当,一般应掌握在180°左右,不能过度单向捻针,否则针身易被肌纤维等缠绕,引起局部疼痛,导致滞针而使出针困难。一般认为捻转角度大,频率快,其刺激量就大;捻转角度小,频率慢,其刺激量则小。

2.辅助手法　行针辅助手法,是行针基本手法的补充,是以促使得气、加强针刺感应和行气为目的的操作手法。临床常用的行针辅助手法有以下八种。

(1)循法:医师用手指顺着经脉的循行径路,在腧穴的上下部轻柔循按的方法(图2-

20)。此法能推动气血,激发经气,促使针后易于得气,此外循法还具有一定的行气作用。

(2)弹法:针刺后在留针过程中,以手指轻弹针尾或针柄,使针体微微振动的方法称为弹法(图2-21)。本法有催气、行气的作用。

(3)刮法:毫针刺入一定深度后,以拇指或示指的指腹抵住针尾,用拇指、示指或中指指甲,由下而上或由上而下频频刮动针柄,或者用拇指、中指固定针柄,以示指指尖由上至下刮动针柄的方法称为刮法(图2-22)。本法在针刺不得气时用之可激发经气,如已得气者可以加强针刺感应的传导和扩散。

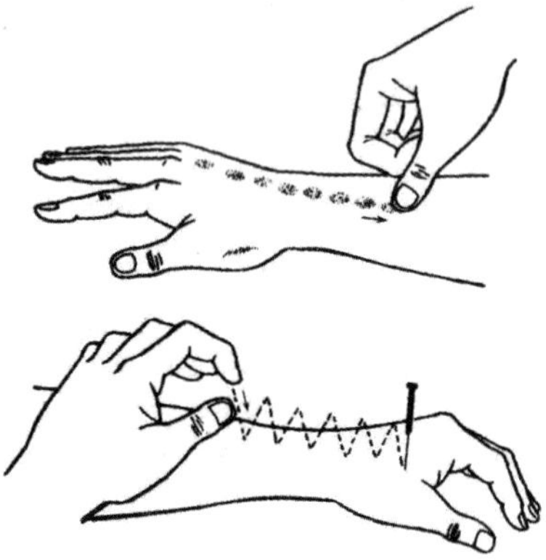

图2-20 循法 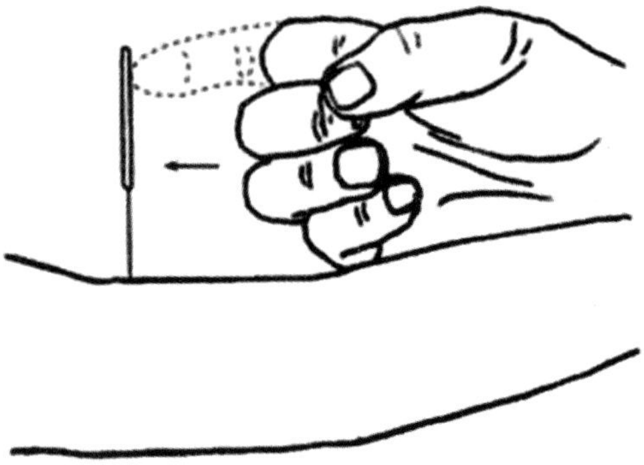　　　　　　　　　图2-21 弹法

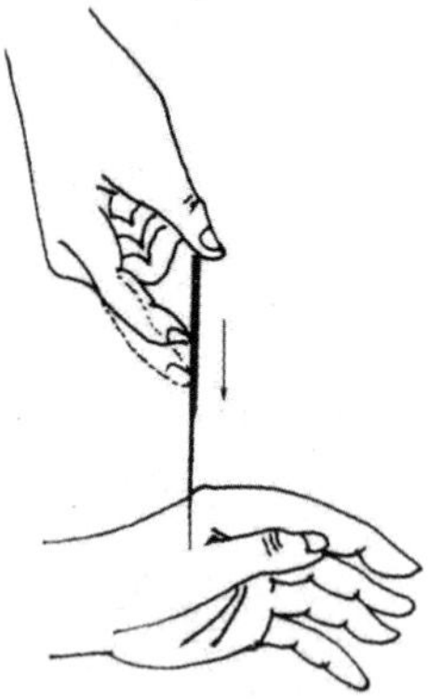

图2-22 刮法 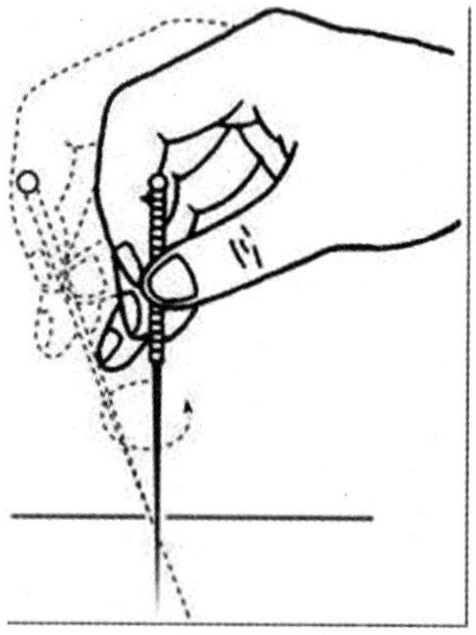　　　　　　　　　图2-23 摇法

(4)摇法:毫针刺入一定深度后,刺手手持针柄,将针轻轻摇动的方法称摇法(图2-23)。其法有二:一是直立针身而摇,以泻实清热;二是卧倒针身而摇,使经气向一定方向传导。

(5)飞法:医师用刺手拇、食两指持针,细细捻搓数次,然后张开两指,一搓一放,反复数次,状如飞鸟展翅,故称飞法(图2-24)。《医学入门》载:"以大指次指捻针,连搓三下,如手颤之状,谓之飞。"本法的作用在于催气、行气,并使针刺感应增强,适用于肌肉丰厚

部位的腧穴。

（6）震颤法：针刺入一定深度后，刺手拇、食两指夹持针柄，用小幅度、快频率的提插、捻转手法，使针身轻微震颤的方法称震颤法（图2-25）。本法可促使针下得气，增强针刺感应。

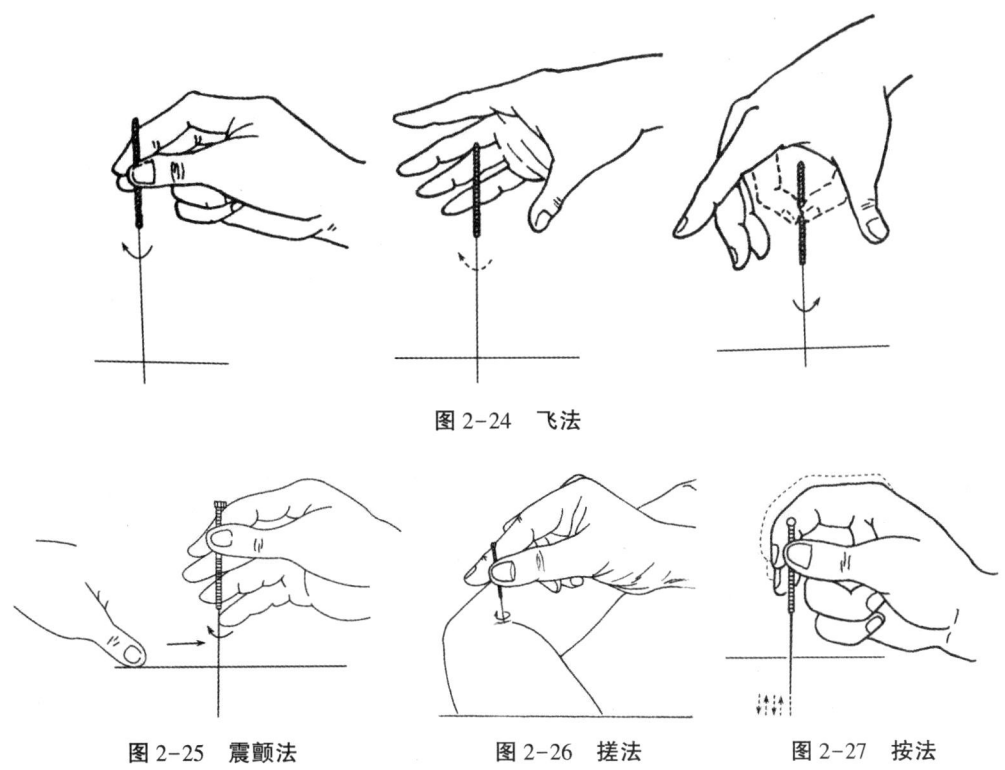

图2-24　飞法

图2-25　震颤法　　　　图2-26　搓法　　　　图2-27　按法

（7）搓法：指针刺入一定深度后，医师持针柄反复做单向捻转，如搓线状，使肌纤维适度地缠绕针体的方法（图2-26）。本法有催气、加强针感的作用。

（8）按法：针刺得气后，医师用押手按压所刺腧穴的上方或下方，以控制针感走向的方法（图2-27）。《针灸问对》中的"行针之时，开其上气，闭其下气，气必上行；开其下气，闭其上气，气必下行。如刺手足，欲使气上行，以指下抑之；使气下行，以指上抑之"即是此法。本法具有行气的作用。

（五）留针法

将针刺入腧穴并施行手法后，使针留置穴内称为留针。留针的目的是加强针刺的作用和便于继续行针施术。一般病证只要针下得气而施以适当的补泻手法后，即可出针或留针10~30分钟。但对一些特殊病证，如急性腹痛、破伤风、角弓反张，以及寒性、顽固性疼痛或痉挛性病证，可适当延长留针时间，有时留针可达数小时，以便在留针过程中做间歇性行针,以增强、巩固疗效。留针方法可分为静留针法和动留针法两种,临床中留针与否及选用何种留针方法要根据患者的疾病性质和身体状况灵活选用。

1.静留针法 指将针刺入穴位内,静置一段时间,期间不施行任何针刺手法的留针方法。静留针法又可根据病证情况的不同,分别采取短时间静留针法和长时间静留针法。短时间静留针法,即留针10~30分钟,为临床所常用;长时间静留针法,可静留针几小时,甚而几十小时,现多以皮内针埋藏的方式代替。

2.动留针法 指在留针期间,间歇进行行针操作、施以针刺手法的方法。可根据患者病情和留针时间的长短,每隔5~10分钟行针1次。该方法有助于保持或加强针感。

在留针期间,要密切注意患者的面色和表情以防晕针。此外在留针时,注意使患者姿势舒适、平稳,冬季注意保暖。

(六) 出针法

出针,又称起针、退针。在施行针刺手法或留针达到预定针刺目的和治疗要求后,即可出针。出针应根据患者病证虚实、体质强弱、针刺深浅和腧穴特点等具体情况而灵活操作,以免影响疗效,甚或引起出血、血肿、针刺后遗感等不良后果。

出针时,医师先以押手持消毒干棉球轻轻按压于针刺部位,刺手持针做轻微的提捻动作,感觉针下松动后,将针缓慢退至皮下,再将针迅速退出;然后用消毒干棉球按压针孔片刻。如刺针深度较浅,针下无紧涩感,也可迅速将针退出。

出针当重视先后顺序,一般而言,出针应按"先上后下、先内后外"的顺序进行。出针后应注意观察有无出血,尤其是头皮、眼眶等易出血的部位,出针后应用干棉球按压片刻,以免出血或血肿。出针后还要检查、核对针数有否遗漏,并及时处理针刺后遗感,嘱患者稍事休息,待患者气息调匀、情绪稳定后方可离开。

五、注意事项

1.患者在过于饥饿、疲劳,精神过度紧张时,不宜立即进行针刺。对身体瘦弱、气虚血亏的患者,进行针刺时手法不宜过强,并应尽量选用卧位。

2.妇女怀孕三个月者,不宜针刺小腹部的腧穴。若怀孕三个月以上者,腹部、腰骶部腧穴也不宜针刺。至于三阴交、合谷、昆仑、至阴等一些通经活血的腧穴,在怀孕期亦应禁刺。如妇女行经时,若非为了调经,亦不应针刺。

3.小儿囟门未合时,头顶部的腧穴不宜针刺。

4.自发性出血或损伤后出血不止的患者,不宜针刺。

5.皮肤有感染、溃疡、瘢痕的部位,不宜针刺。

6.对胸、胁、腰、背脏腑所内居之处的腧穴,不宜直刺、深刺。肝、脾肿大,肺气肿患者更应注意。

7.针刺眼区和项部的风府、哑门等穴以及脊椎部的腧穴,要注意掌握一定的角度,更不宜大幅度地提插、捻转和长时间留针,以免伤及重要组织器官,产生严重的不良后果。

8.对尿潴留等患者在针刺小腹部腧穴时,也应掌握适当的针刺方向、角度、深度等,以免误伤膀胱等器官出现意外的事故。

六、复习思考

1.常用双手进针法有哪些?各自有什么特点?
2.针刺注意事项有哪些?

项目二

艾灸方法

一、目的要求

1.掌握艾炷灸、艾条灸的操作。
2.熟悉艾灸操作的注意事项。

二、实训教具

艾绒、细棉纸、艾条、酒精、酒精灯、毫针、酒精棉球等。

三、实训步骤

1.教师讲解。
2.教师示教。
3.同学练习,教师巡回指导。
4.教师总结,指导同学现场腧穴的定位演示。

四、实训内容

(一)艾炷和艾条的制作

1.施灸材料 灸法所用的材料,古今均以艾叶加工制作的艾绒为主,但也常常针对不同病证采用其他材料施灸。

2.艾炷和艾条的制作

(1)艾炷制作:艾炷是以艾绒为材料制成的圆锥形或圆柱形的小体。圆锥形艾炷为传统形式,至今仍广泛应用,圆柱形艾炷为现代生产的新式艾炷。①艾炷的大小,古代多以物比喻,最小者如黍米大,最大者如鸡卵大,常用者如麦粒、黄豆、蚕豆大。现代分为大、中、小三号。大号艾炷的高和炷底直径均为 1 cm,如蚕豆大;中号艾炷的高和炷底直径均为 0.5 cm,如黄豆大或半个枣核大;小号艾炷的高和炷底直径均为 0.3 cm,如麦粒大。施灸时,每燃烧一个艾炷即称为 1 壮。圆柱形艾炷有商品销售,形似铆钉,也有大小号之分。②传统式艾炷的制作,有手工制作与艾炷器制作两种方法。手工制作法:一般用手捻。根据所制艾炷的大小来取适量的艾绒,放在桌面上,用拇、示、中三指一边捏,一边旋转,把艾绒捏成上尖下平的圆锥形小体即成。手工制作艾炷要求紧实均匀,大小一致(图2-28)。③艾炷器制作,艾炷器由艾炷模、压棒和探针三部分组成,艾炷模多由铜铸或有机玻璃制成,模上有锥形空洞,洞下留一小孔透至背面。制作时将艾绒放入艾炷器的空洞中,然后用压棒直插孔内紧压,即成为圆锥形小体,再用探针从艾炷模背后的小孔中,将艾炷顶出即成。用艾炷器制作的艾炷,艾绒紧实,大小一致,更便于应用(图2-29)。

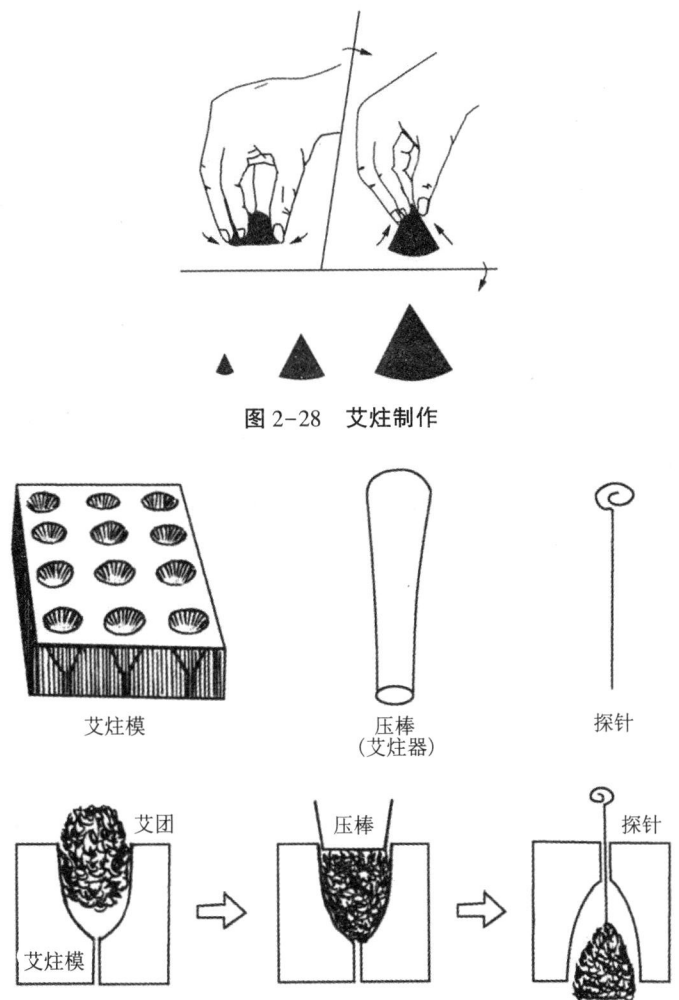

图2-28 艾炷制作

图2-29 艾炷器制作艾炷法

(2)艾条制作:又称艾卷,是用艾绒为主要成分卷成的圆柱形长条。根据内含药物的有无,又分为纯艾条(清艾条)和药艾条两种。一般长20 cm,直径约1.5 cm。因其使用简便、不起疱、不发疮、无痛苦,且患者还可以自灸,故临床应用广泛。制作方法如下(图2-

30)。①纯艾条,取艾绒 26 g,平铺在长 26 cm、宽 20 cm 的细棉纸上,不加任何药物,将其卷成直径约 1.5 cm 的圆柱形,用胶水或糨糊封口而成。卷的松紧要适中,太紧不易燃烧,太松则施灸时易掉火星。②药艾条,主要包括普通药艾条、太乙针、雷火针三种。

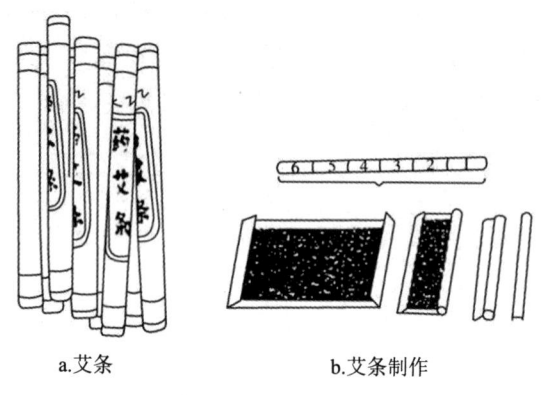

a.艾条　　　　　　　　b.艾条制作

图 2-30　艾条制作

(二) 艾炷灸

将艾炷放在穴位上施灸,称为艾炷灸。艾炷灸可分为直接灸和间接灸两种。

1.直接灸　直接灸又称着肤灸、明灸,是将艾炷直接放在皮肤上点燃施灸的方法。根据施灸的程度不同,即灸后有无烧伤化脓,又分为化脓灸(瘢痕灸)和非化脓灸(非瘢痕灸)。

(1)化脓灸:化脓灸法(图 2-31)灼伤较重,可使局部皮肤溃破、化脓,并留永久瘢痕,故又称烧灼灸、瘢痕灸。本法古代盛行,而现代多用于一些疑难病证如哮喘、慢性胃肠病和预防中风等,有较好疗效,但不宜被患者接受。施灸方法和灸后处理如下。

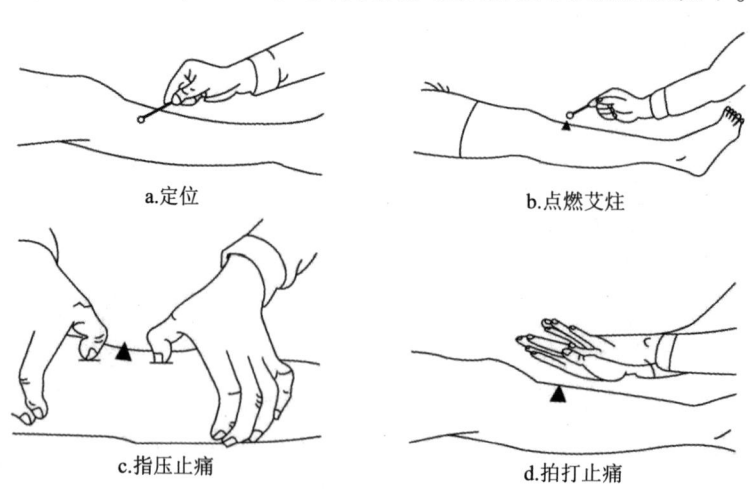

a.定位　　　　　　　　b.点燃艾炷

c.指压止痛　　　　　　d.拍打止痛

图 2-31　化脓灸法

选择适宜体位与点准穴位,体位与取穴有直接关系,既要注意患者体位的平整舒适,又要考虑到取穴的准确性,一般原则为坐点坐灸、卧点卧灸,取准穴后用笔做一标记。

施灸:在穴位皮肤上涂少许大蒜汁,立即将艾炷(一般用中艾炷或大艾炷)黏附在穴位上,并用线香点燃。待艾炷自然燃尽,用镊子除去艾灰,另换1炷依法再灸。每换1炷需涂蒜汁1次。如此反复,灸满规定的壮数,一般每穴灸5~9壮。古人强调要用大艾炷,即炷底直径"须三分阔"。

化脓时,为了减轻患者的烧灼疼痛,可采用以下两种方法。

指压或拍打:术者用双手拇指于穴位两旁处用力按压,或于穴位附近用力拍打。

局部麻醉:施灸前,取川乌、细辛、花椒各30 g,蟾酥1.8 g,用75%乙醇300 mL浸泡24小时,取其上清液用棉签涂于穴位皮肤上,5分钟后再施灸。也可用盐酸普鲁卡因1~2 mL注射于穴位处皮下,1~5分钟后再施灸。

灸疮处理:灸后,穴位局部呈黑痂状,周围有红晕色,继而起水疱,约7日左右,皮肤溃烂,出现无菌性化脓,脓液呈白色,此即灸疮。对灸疮的处理,可于灸后立即贴敷玉红膏、伤湿止痛膏或创可贴,可1~2日换贴1次。数天后,灸穴逐渐出现无菌性化脓反应,如脓液多,膏药亦应勤换,经35~45日,灸疮结痂后脱落,留有永久性瘢痕。如偶尔发现有灸疮不愈合者,可采用外科予以处理。

灸后调理:灸后应注意休息,避免过度劳累,多食富含蛋白质的食物。应注意局部清洁,以防感染。

本法的关键在于务必使其化脓形成灸疮,这与疗效有着密切关系。能否形成灸疮是取得疗效的关键。但由于现代人难以接受本法,所以临床应用并不广泛,而对于一些疑难病证使用本法有着施灸次数少、疗效高的优点。

(2)非化脓灸:本法以达到温烫为主,使穴位局部皮肤发生红晕或轻微烫伤,灸后不化脓,不留瘢痕,近现代应用较多。其方法是,先将施灸部位涂以少量凡士林,然后将小艾炷放在穴位上,并将之点燃,不等艾火烧到皮肤,当患者感到灼痛时,即用镊子将艾炷移去或压灭,更换艾炷再灸,灸满规定的壮数为止,一般每穴灸3~7壮,以局部皮肤出现轻度红晕为度。本法适应证广泛,一般常见病均可应用,因其灸时痛苦小,且灸后不化脓、不留瘢痕,易被患者接受。

2.间接灸　间接灸也称隔物灸、间隔灸,是将艾炷与皮肤之间衬隔某种物品而施灸的一种方法。本法根据所隔物品的不同,可分为数十种。所隔物品大多为药物,既可用单味药物,也可用复方药物,药物性能不同,临床应用的范围也有所异。临床常用的有隔姜灸、隔盐灸、隔蒜灸、隔附子饼灸等。

(1)隔姜灸:切取厚约0.3 cm的生姜1片。在中心处用针穿刺数孔,上置艾炷,放在穴位上,用火点燃艾炷施灸(图2-32)。若患者感觉灼热不可忍受,可将姜片向上提起,稍待片刻,重新放下再灸。艾炷燃尽后另换一炷依前法再灸,直到局部皮肤潮红为止。一般每穴灸5~7壮。本法可根据病情反复施灸,适用于风寒咳嗽、腹痛、泄泻、风寒湿痹、痛经、颜面神经麻痹等,尤宜于寒证。

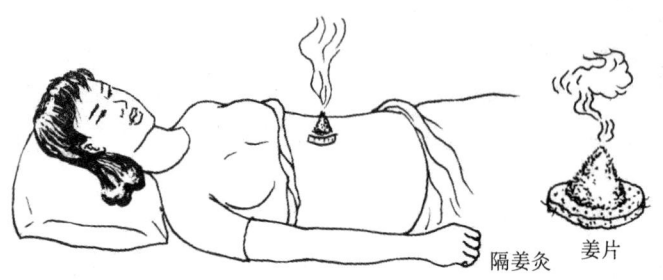

图 2-32 　隔姜灸

（2）隔盐灸：又称神阙灸，用于脐窝部施灸，用干燥纯净的食盐末适量，将脐窝填平，上置艾炷，用火点燃施灸（图2-33）。如患者感到灼痛时即用镊子移去残炷，另换一炷再灸，灸满规定的壮数为止，一般每可灸5~7壮。本法可治疗急性腹痛、泄泻、痢疾、风湿痹证及阳气虚脱证。古代常用于强身健体。

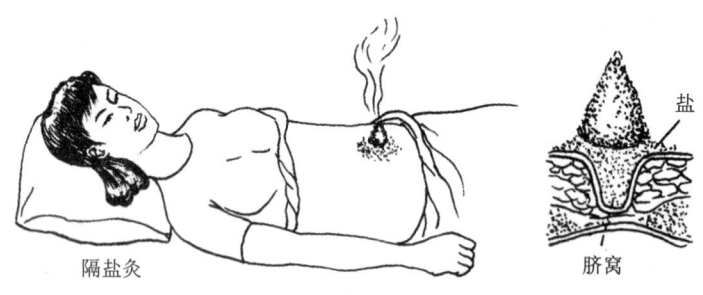

图 2-33 　隔盐灸

（3）隔蒜灸：用独头蒜，或较大蒜瓣横切成0.3 cm厚的蒜片，中心处用针穿刺数孔，置于穴位或患处皮肤上，再将艾炷置于蒜瓣之上，用火点燃艾炷施灸（图2-34）。当患者感到灼痛时，另换一炷再灸，每灸4~5壮可换一新蒜片。也可将大蒜捣烂如泥，敷于患处，上置艾炷点燃施灸。两种隔蒜灸法每穴每次宜灸足7壮，以灸处泛红为度。本法多用于未溃之化脓性肿块，如乳痈、疖肿，以及瘰疬、牛皮癣、神经性皮炎、关节炎、手术后瘢痕等。

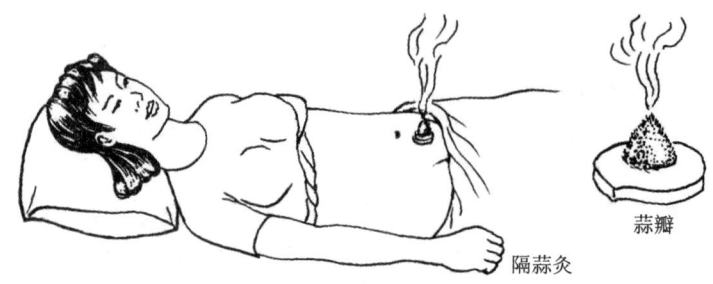

图 2-34 　隔蒜灸

（4）隔附子饼灸：将生附子研为细末，用黄酒调和制饼，直径1~2 cm，厚0.3~0.5 cm，中心处用针穿刺数孔,上置艾炷,放于穴位或患处皮肤上,点燃艾炷施灸,当患者感到灼痛时另换一炷再灸,一般每穴灸5~10壮。附子辛温大热,有温肾益火作用,故此灸法多用来治疗各种阳虚病证。如灸关元、命门等穴,可用于治疗男性肾阳虚的阳痿、早泄、不育症,女性宫寒不孕、痛经、闭经。外科中的疮毒窦道、盲管久不收口,或既不化脓又不消散的阴性、虚性外症,多在患处进行施灸,灸至皮肤出现红晕,有利于疮毒的好转(图2-35)。

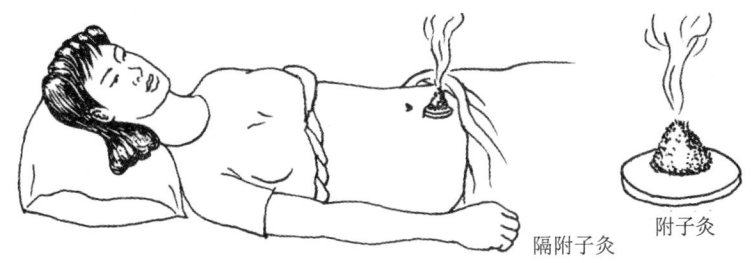

图2-35 隔附子饼灸

(5)铺灸:铺灸是在继承传统隔姜灸法、隔蒜灸法的基础上变化而来,是一种新型艾炷间接灸法。其艾炷大、火力足,灸治时间较长,在灸温、灸量上都有所增强,而且施术面广,施灸部位可涉及多个腧穴,功效非一般灸法所及。因铺灸常选在背腰部督脉施灸,如长蛇状,故也称为"督灸""长蛇灸"。

操作时,先将300~600 g生姜或大蒜捣烂如泥,挤去部分汁液,将姜泥或蒜泥做成厚约1.5 cm、宽约4 cm,长度能覆盖督脉大椎穴至腰俞穴的长方形隔灸饼。再取适量艾绒做成高约4 cm,横截面为三角形的长条艾炷,使艾炷的底宽略窄于隔灸饼的宽度,长度略短于隔灸饼的长度。令患者取俯卧位,将隔灸饼平移至施术部位皮肤上,可用棉皮纸将周围封固,然后将该长条艾炷置于隔灸饼中央,并在上端点燃施灸(可用棉签蘸取少量酒精均匀涂滴于艾炷上角以助燃)(图2-36)。待患者有灼热感或难以忍受时,医师取下燃尽的艾绒,保留隔灸饼,更换艾炷续灸。每次施灸3壮,3~6次为1个疗程。

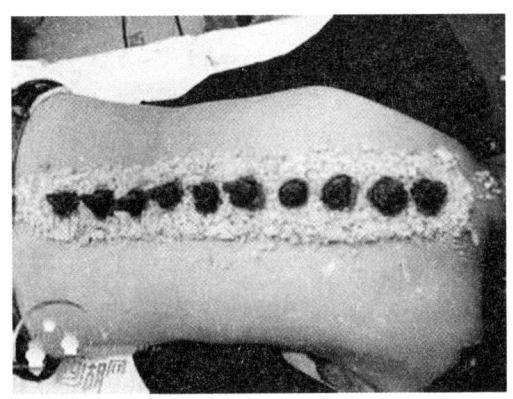

图2-36 铺灸

中医学认为,督脉总任六阳经,为"阳脉之海"。铺灸于督脉处,可用于治疗风、寒、湿邪侵袭,或阳虚寒凝所致的疾病,如颈椎病、腰痛、痹证、风湿性关节炎、强直性脊柱炎、经行身痛、产后身痛等。对局部气滞血瘀者,也可于局部施灸而温经通络、活血止痛。

(三)艾条灸

艾条灸,又称艾卷灸,是用特制的艾条在穴位皮肤上熏烤或温熨的施灸方法。如用在艾绒中加入辛温芳香药物制成的药艾条施灸,称为药条灸。艾条灸分为悬起灸和实按灸两种。

1.悬起灸　悬起灸是将点燃的艾条悬于施灸部位之上的一种灸法。一般艾火距皮肤2~3 cm,灸10~15分钟,以灸至皮肤温热红晕,而又不致烧伤皮肤为度。悬起灸又分为温和灸、雀啄灸和回旋灸。

(1)温和灸:将艾卷的一端点燃,对准应灸的腧穴部位或患处,距离皮肤2~3 cm,进行熏烤,使患者局部有温热感而无灼痛为宜,一般每穴灸10~15分钟,至皮肤红晕为度(图2-37)。如遇到昏厥或局部知觉减退的患者及小儿时,医师可将示、中两指置于施灸部位两侧,这样可以通过医师的手指来测知患者局部受热程度,以便随时调节施灸距离,掌握施灸时间,防止烫伤患者皮肤。

(2)雀啄灸:将点燃的艾卷置于穴位或患处上方约3 cm高处,施灸时,艾卷点燃的一端与施灸部位的皮肤并不固定在一定的距离,而是像鸟雀啄食一样,将艾卷一上一下地移动(图2-38)。

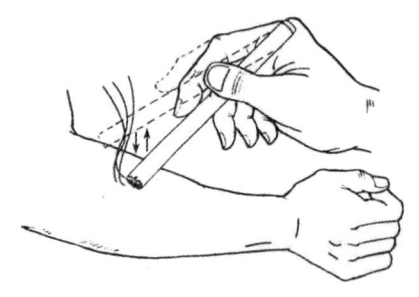
图2-37　温和灸

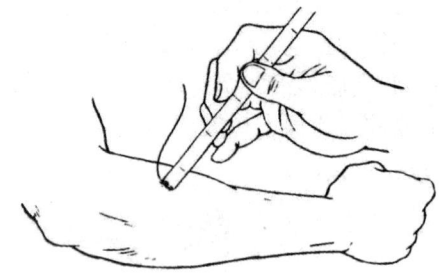
图2-38　雀啄灸

(3)回旋灸:施灸时,艾卷点燃的一端与施灸皮肤保持在一定的距离,但位置不固定,而是均匀地向左右方向移动或反复旋转地进行灸治(图2-39)。

2.实按灸　实按灸法多采用药物艾条,古代的太乙针、雷火针等多为此法。施灸时,先在施灸腧穴或患处皮肤垫上布或纸数层,然后将药物艾卷的一端点燃,趁热按到施术部位上,使热力透达深部(图2-40)。由于用途不同,艾绒里掺入的药物处方各异。

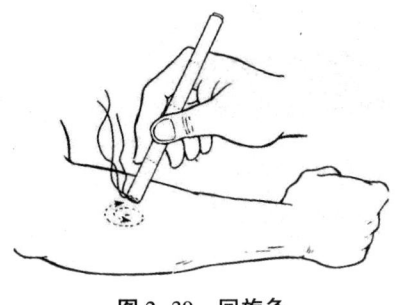
图 2-39 回旋灸

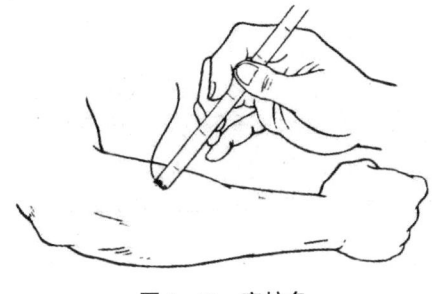
图 2-40 实按灸

(四) 温针灸

温针灸是针刺与艾灸相结合的一种方法,适用于既需要针刺留针,又需施灸的疾病。操作方法为在针刺得气后,将针留在适当的深度,在针柄上穿置一段长约 1.5 cm 的艾卷施灸,或在针尾搓捏少许艾绒点燃施灸(图 2-41)。待艾卷燃尽,除去灰烬,再将针取出。此法是一种简便易行的针灸并用方法。其艾绒燃烧的热力,可通过针身传入体内,使其发挥针与灸的作用,达到治疗的目的。应用此法须注意防止艾火脱落,烧伤皮肤或衣物,灸时嘱患者不要移动体位,并在施灸的下方垫一纸片,以防艾火掉落烫伤皮肤。

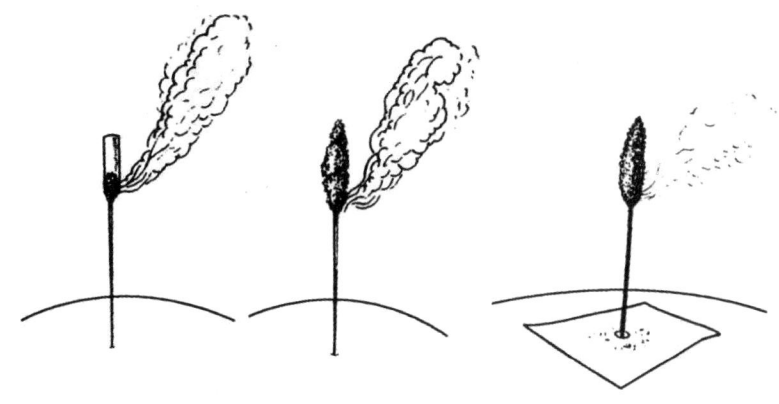
图 2-41 温针灸

(五) 温灸器灸

温灸器是便于施灸的器械,常用的有 3 种类型,即温灸盒、温灸筒、温灸架。

温灸盒是一种特制的盒形灸具,内装艾卷或无烟艾条(图 2-42)。用温灸盒每次灸 15~30 分钟。温灸筒为筒状的金属灸具,常用的有平面式和圆锥式两种。平面式底部面积较大,布有许多小孔,内套有小筒,用于放置艾绒施灸,适用于治疗较大面积的皮肤病(图 2-43)。圆锥式底面瘦小,只有一个小孔,适用于点灸某一个穴位。温灸架为架状灸具(图 2-44),将艾卷的一端点燃,插入灸疗架的上孔内灸 15~30 分钟。

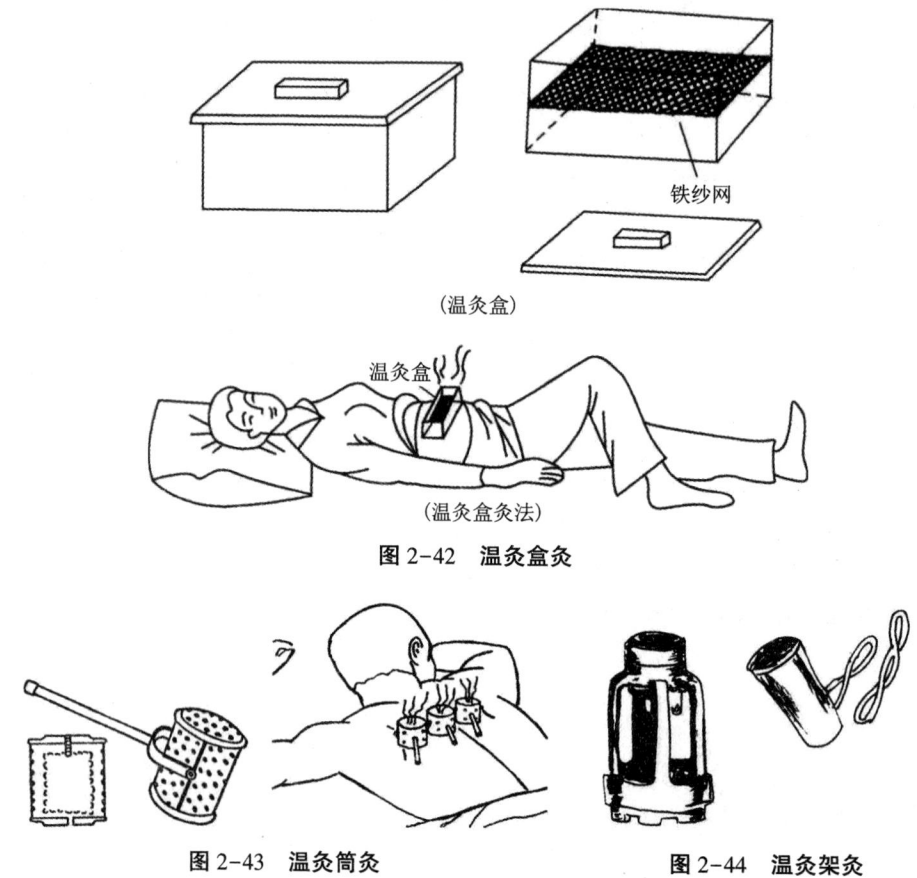

图2-42　温灸盒灸

图2-43　温灸筒灸　　　　图2-44　温灸架灸

五、注意事项

1.患者体位要舒适,并便于医师操作。一般空腹、过饱、极度疲劳时不宜施灸。直接灸宜采取卧位,应注意防止晕灸的发生。

2.一般是先灸上部,后灸下部;先灸背、腰部,后灸腹部;先灸头部,后灸四肢。

3.颜面部、心区、体表大血管部和关节肌腱部不可用瘢痕灸。妇女妊娠期腰骶部和小腹部禁用瘢痕灸,其他灸法也不宜灸量过重。对昏迷肢体麻木不仁及感觉迟钝的患者,勿灸过量,以避免烧伤。

4.灸疮的处理,详见"化脓灸"。灸后起疱者,小者可自行吸收,大者可用消毒针穿破,放出液体,敷以消毒纱布,用胶布固定即可。

5.施灸过程中,室内宜保持良好的通风。严防艾火烧坏衣服、床单等。施灸完毕,必须把艾火彻底熄灭,以防火灾。

六、复习思考

1. 化脓灸的操作步骤有哪些？如何在其施灸过程中缓解疼痛？
2. 隔姜灸操作步骤有哪些？
3. 艾灸的注意事项有哪些？

项目三 拔罐法

一、目的要求

1. 掌握罐的吸拔方法、拔罐法的操作方法。
2. 熟悉拔罐法的注意事项、拔罐法的临床应用。
3. 了解罐的种类、拔罐法的作用。

二、实训教具

玻璃罐、止血钳、95%乙醇棉球、95%乙醇棉片、竹罐、电磁炉、锅、自来水、干毛巾、抽气罐、凡士林、三棱针。

三、实训步骤

1. 教师讲解。
2. 教师示教。
3. 同学练习，教师巡回指导。
4. 教师总结，指导同学现场进行拔罐法的操作。

四、实训内容

(一) 常用罐具

1. **玻璃罐** 玻璃罐系由耐热质硬的透明玻璃烧制成的罐具，口平腔大底圆，罐口平滑，口缘稍厚略外翻，内外光滑，大小规格多样(图2-45)。其优点是质地透明，使用时可以随时观察罐内皮肤瘀血的程度，以便掌握治疗时间，缺点是传热较快，容易摔碎。

2. **竹罐** 竹罐是用直径为3~5 cm的竹子，制成6~10 cm长的竹筒，一端留节做底，另一端打磨光滑，成管壁厚度为3~9 mm、中间呈腰鼓型的竹罐(图2-46)。其特点是轻巧、价廉、取材容易、制作简单、不易摔破，可用于身体各部位的多种拔罐法。但是竹罐容易爆裂漏气，吸拔力不强，且质地不透明，难以观察罐内皮肤的变化情况，不宜用作刺血拔罐法。

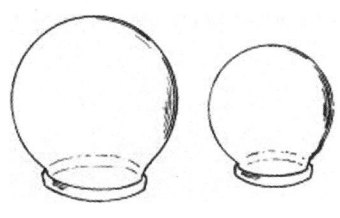
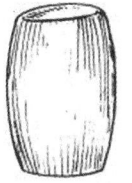
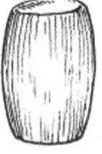

图 2-45　玻璃罐　　　　　　图 2-46　竹罐

3.陶罐　陶罐又名陶瓷罐,是由陶土烧制而成,罐口平滑,形如木钵。口底稍小、腔大如鼓。有大、中、小和特小几种类型。其优点是吸拔力较大,易于高温消毒,适用于全身各部的拔罐。但是陶罐体较重,易于破碎,且质地不透明,目前已较少使用。

4.抽气罐　抽气罐是用有机玻璃等材料制成的带有抽气装置的罐具,分为罐体和抽气筒两部分,其罐口的大小规格很多(图2-47)。抽气罐的特点是可随意调节罐内负压,控制吸力。抽气罐的优点是可以避免烫伤,操作方法简单容易掌握;不足之处是没有火力的温热刺激。

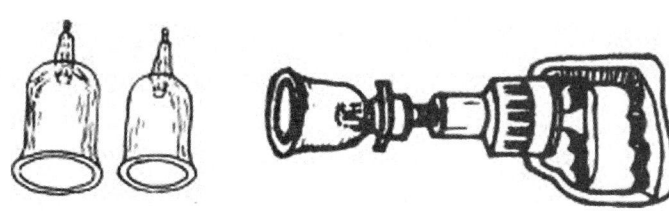

图 2-47　抽气罐

5.多功能罐　系配置有其他治疗作用的现代新型罐具。如在罐顶中央安置刺血针的刺血罐;在罐内架设艾灸,灸后排气拔罐的灸罐;或罐内安有电热元件(电阻丝等)的电热罐(电罐)等,具拔罐与相应疗法(如刺血、艾灸、电热)的双重治疗作用。

6.代用罐具　凡是口小腔大,口部光滑平整,不怕热,能产生一定吸拔力的器具均可选作代用。临床上最为人们所喜欢使用的就是玻璃罐头瓶。其他如杯子、小口碗等,用时需选瓶口光滑、无破损者,以免伤及皮肤。优点是取材简便,缺点是瓶口薄、不耐高温、易碎。

(二)吸拔方法

1.火罐法　火罐法是利用燃烧时消耗罐中部分氧气,并借火焰的热力使罐内的气体膨胀而排除罐内部分空气,使罐内气压低于外面大气压(统称负压),借以将罐吸附于施术部位的皮肤上。火罐法吸拔力的大小与罐具的大小和深度、罐内燃火的温度和方式、扣罐的时机与速度、空气在扣罐时再进入罐内的多少等因素有关。如罐具深而且大,在火力旺时扣罐,罐内热度高,扣罐动作快,下扣时空气再进入罐内少,则罐的吸拔力大,反之则小。临床上可根据治疗需要灵活掌握,常用的方法有以下几种。

(1)闪火法:用止血钳或镊子等夹住95%乙醇棉球(或用7~8号粗铁丝,一头缠绕石棉绳或线带,做成乙醇棒),一手握罐体,罐口朝下,将棉球点燃后立即伸入罐内摇晃数圈随即退出,迅速将罐扣于应拔部位,此时罐内已成负压即可吸住。此法适用于人体各部位,可拔留罐、闪罐、走罐等,临床最为常用。闪火法罐内无燃烧物坠落,不易烫伤皮肤,操作比较安全,不受体位限制。注意所蘸乙醇宜少,且不能沾于罐口,以免烫伤皮肤。

(2)投火法:将易燃软质纸片(卷),或蘸乙醇的棉球点燃后投入罐内,趁火旺时迅速将罐扣于应拔部位。投火时,不论使用纸卷和纸条,都必须高出罐口1寸多,等到燃烧1寸左右后,纸卷和纸条都能斜立罐内侧面,火焰不会烧着皮肤。此法罐内燃烧物易坠落烫伤皮肤,故多用于身体侧面或横向拔罐、拔单罐、留罐、排罐等。

(3)贴棉法:将直径1~2 cm的95%乙醇棉片,薄蘸乙醇,紧贴于罐内壁,点燃后迅速将罐扣于应拔部位。此法多用于侧面拔,亦用于身体侧面横向拔罐。操作时所蘸乙醇必须适量,乙醇过多或过少均易使棉片坠落,且乙醇过多易淌流于罐口,而引起皮肤烫伤。

(4)滴酒法:在罐内壁上中段滴2~3滴95%的乙醇,再将罐横侧翻滚一下,使乙醇均匀附于罐内壁上(不可流到罐口处),点燃乙醇后,迅速将罐扣在选定的部位,即可吸住。

(5)架火法:将胶木瓶盖或矿泉水瓶盖放置于应拔的腧穴或患处,将95%乙醇棉球放置在瓶盖里面,点燃乙醇棉球后,迅速将罐扣在选定的部位,即可吸住。此法适用于在肌肉丰厚而平坦的部位垂直拔罐,不能用作闪罐、走罐。

2.水罐法　此法一般使用竹罐。先将竹罐放在锅内加水煮沸(也可在水里加煮中药制成药液使用),使用时将罐子倾倒用镊子夹出,甩去水液,用折叠的湿冷毛巾紧扣罐口,降低罐口温度,趁热按在皮肤上,即能吸住。此法适用于任何部位,吸拔力较小,操作需快捷。

(1)水煮法:将竹罐放入水中或药液中煮沸2~3分钟,然后用镊子将罐倒置(罐口朝下)夹起,迅速用多层湿冷毛巾捂住罐口片刻,以吸去罐内水液,降低罐口温度(但保持罐内热气),趁热将罐扣于应拔部位,并轻按罐具30秒左右,令其吸牢。此法消毒彻底,温热作用强,且可罐药结合,适用于任何部位的拔留罐、排罐等。此法操作要掌握好时机,出水后拔罐过快易烫伤皮肤,过慢又易致吸拔力不强。

(2)蒸汽法:将水或药液(勿超过壶嘴)在小水壶内煮沸,至水蒸气从壶嘴或套于壶嘴的皮管内大量喷出时,将壶嘴或皮管插入罐内2~3分钟后取出,迅速将罐扣于应拔部位。扣上后用手轻按其罐半分钟,使之吸牢。此法适用于身体各部位的拔留罐、排罐等。

3.抽气罐法　先将抽气罐紧扣在应拔部位,用抽气筒将罐内的部分空气抽出,使其产生负压,吸拔于皮肤上。或用抽气筒套在塑料杯罐活塞上,将空气抽出,即能吸着。此法适用于任何部位的拔罐。

(三)操作方法

1.闪罐　用闪火法将罐吸拔于应拔部位,随即取下,再吸拔,再取下,反复吸拔至局部

皮肤潮红,或罐体底部发热为度;动作要迅速而准确(图2-48)。必要时也可在闪罐后留罐。本法适用于治疗风湿痹症、卒中后遗症及肌肤麻木、肌肉萎软等;也适用于肌肉较松弛,吸拔不紧或留罐有困难之处,以及局部皮肤麻木或功能减退的虚证患者。

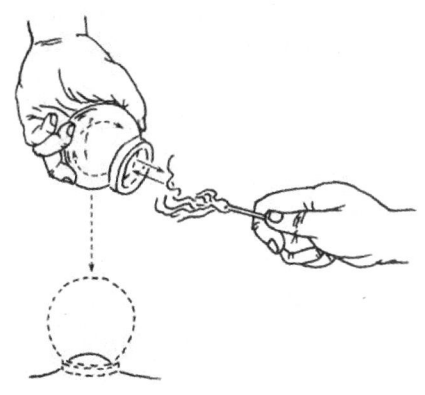

图2-48 闪罐

2.留罐 又名坐罐法。拔罐后将吸拔在皮肤上的罐具留置一定时间(5~15分钟),使浅层皮肤和肌肉局部潮红,甚或皮下瘀血呈紫红色后,再将罐具取下。罐大吸力强者应适当减少留罐时间,留罐时间视拔罐反应与体质而定;肌肤反应明显、皮肤薄弱、老年人与儿童留罐时间不宜过长;夏季及肌肤薄处,留罐时间也不宜过长,以免起疱伤及皮肤。此法多用于深部组织损伤、颈肩腰腿痛、关节病变及临床各科多种疾病。

3.走罐 又名推罐法、拉罐法。先于施罐部位涂上润滑剂(常用医用凡士林、医用甘油、液状石蜡或润肤霜等),也可用温水或药液,同时还可将罐口涂上油脂;使用闪火法将罐吸住后,立即用手握住罐体,略用力将罐沿着一定路线反复推拉,至走罐部位皮肤紫红为度,推罐时着力在罐口,用力均匀,防止罐漏气脱落(图2-49)。该法适用于病变范围较广、肌肉丰厚而平整的部位,如背部脊柱两旁、下肢股四头肌处、腰骶部、腹部及肩关节等。操作时应根据病情与患者体质,调节负压及走罐的快慢与轻重;若负压过大或用力过重、速度过快,患者往往疼痛难忍,且易拉伤皮肤;负压过小,吸拔力不足,罐容易脱落,治疗效果较差。

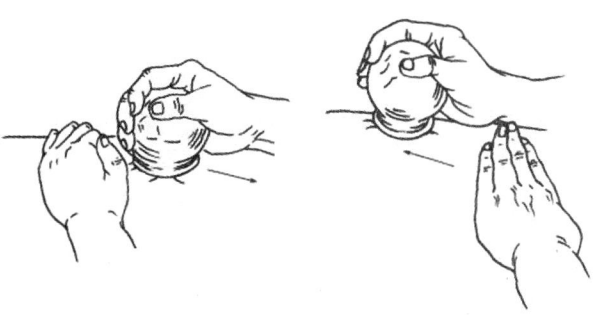

图2-49 走罐

4.排罐 沿某一经脉循行路线或某一肌束的体表位置,按照顺序排列成行吸拔多个罐具,称为排罐法。

5.针罐 本法根据针具使用不同分为如下3种。

(1)留针拔罐:在毫针针刺留针时,以针为中心拔罐,留置规定时间后,起罐再起针(图2-50);此法不宜用于胸背部,因罐内负压易加深针刺深度,从而容易引起气胸。

(2)出针拔罐:在毫针针刺出针后,立即于该部位拔罐,留置规定时间后起罐,起罐后再用消毒棉球将拔罐处擦净。

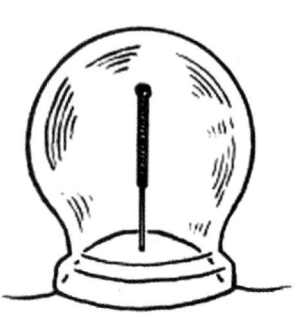

图2-50 留针拔罐

(3)刺络拔罐:用皮肤针、三棱针或粗毫针等,在腧穴或患处点刺出血,或三棱针挑刺后,再行拔罐留罐;起罐后用消毒棉球擦净血迹;挑刺部位用消毒敷料或创可贴贴敷。

针罐法适用于热证、实证、实寒证、瘀血证及某些皮肤病证。

6.启罐 启罐又名起罐,即将吸拔牢的罐具取下的方法。一般罐具启罐,一手握住罐体腰底部稍倾斜,将拇指或示指按压罐口边缘的皮肤,使罐口与皮肤之间产生空隙,空气进入罐内即可将罐取下。不可生硬拉拔,以免拉伤皮肤,产生疼痛。抽气罐启罐时,提起抽气罐上方的塞帽,使空气注入罐内,罐具即可脱落;也可用一般罐的起罐方法起罐。水(药)罐启罐时,为防止罐内有残留水(药)液漏出,若吸拔部位呈水平面,应先将拔罐部位调整为侧面后再起罐。

(四)拔罐的程度

拔罐的程度决定于罐吸拔的程度和留罐的时间。一般情况下,罐吸拔力度轻、留罐时间短,拔罐后局部皮肤可出现潮红;罐吸拔力度重、留罐时间长,拔罐后局部皮肤可出现紫红色(瘀斑色)。拔罐的程度取决于病情的需要,一般来说,温阳益气、温经散寒可采用局部潮红充血的拔罐法(充血罐),活血化瘀、消肿止痛可采用局部紫红瘀斑的拔罐法(瘀血罐)。不可一味追求拔罐后局部出现瘀斑,以免反复过重拔罐引起局部损伤。留罐时间一般为5~15分钟,可每日1次或隔日1次,5~10次为1个疗程;两个疗程之间应间隔3~5天(或等拔罐斑痕消失)。

(五)施术后的处理

启罐后应用消毒棉球轻拭吸拔局部,若罐斑处微觉痛痒,不可搔抓,数日内自可消退。启罐后如果出现水疱,只要不擦破,可任其自然吸收。若水疱过大,可用一次性消毒针从疱底刺破,放出水液后,再用消毒敷料覆盖。若出血应用消毒棉球拭净。若皮肤破损,应常规消毒,并用无菌敷料覆盖其上。若用拔罐治疗疮痈,启罐后应拭净脓血,并常规处理疮口。

五、注意事项

1. 一般选择肌肉丰满、皮下组织充实及毛发较少的部位为宜。吸拔力过大,吸拔时间过久,可能使拔罐部位的皮肤起疱。拔罐前应充分暴露应拔部位,有毛发者宜剃去,操作部位应注意防止烫伤。

2. 患者体位应舒适,局部宜舒展、松弛。拔罐时嘱患者不要移动体位,以免罐具脱落。拔罐数目多时,罐具之间的距离不宜太近,以免罐具牵拉皮肤产生疼痛,或因罐具间互相挤压而脱落。

3. 老年、儿童、体质虚弱及初次接受治疗,易发生意外反应的患者,拔罐数量宜少,留罐时间宜短,以卧位为宜。妊娠妇女及婴幼儿慎用拔罐方法。

4. 若留针拔罐,选择罐具宜大,毫针针柄宜短,以免吸拔时罐具碰触针柄而造成折针等损伤。

5. 使用电罐、瓷罐时,应注意询问患者是否带有心脏起搏器等金属物件,有佩带者应禁用。

6. 手法要熟练,动作要轻、快、稳、准。用于燃火的乙醇棉球,不可吸含乙醇过多,以免拔罐时滴落到皮肤上造成烧烫伤。若不慎出现烧烫伤,应按外科烧烫伤处理。

7. 拔罐过程中若出现头晕、胸闷、恶心欲呕、肢体发软、冷汗淋漓,甚者瞬间意识丧失等晕罐现象,应立即起罐,使患者呈头低脚高卧位,必要时可饮用温开水或温糖水,或掐水沟穴等。密切注意血压、心率变化,严重时按晕厥处理。

六、复习思考

1. 拔罐法的作用是什么?
2. 拔罐法的适应证有哪些?
3. 拔罐法的禁忌证有哪些?
4. 一位拾荒的老人因为吃了不洁食物,腹痛难忍,躺在校门口,针灸推拿班的小仁同学看到后,想通过拔罐法帮助老人治疗腹痛,应该如何进行操作呢?在拔罐操作过程中,又有哪些注意事项呢?

项目四 三棱针法

一、目的要求

1.掌握三棱针的操作方法。
2.熟悉三棱针的适应范围、三棱针操作的注意事项。
3.了解三棱针的型号。

二、实训教具

三棱针、镊子、2%碘酊、75%酒精棉球、消毒干棉球、带子或橡皮管、2%利多卡因、10 mL一次性注射器。

三、实训步骤

1.教师讲解。
2.教师示教。
3.同学练习,教师巡回指导。
4.教师总结,指导同学现场进行三棱针的操作。

四、实训内容

三棱针法也称刺络泻血法,是用三棱针刺破血络或腧穴,放出适量血液或挤出少量液体,或挑断皮下纤维组织,以治疗疾病的方法。其中放出适量血液以治疗疾病的方法属刺络法或刺血法,又称放血疗法。

(一)操作前准备

三棱针一般用不锈钢制成,分为大、中、小3种型号,大号规格2.6 mm×65 mm,中号规格2 mm×65 mm,小号规格1.6 mm×65 mm,针柄较粗呈圆柱形,针身呈三棱形,尖端三面有刃,针尖锋利(图2-51)。

针具使用前应行高压消毒,或放入75%乙醇内浸泡30分钟。施针前对局部皮肤用2%碘酊进行消毒,再用75%酒精棉球脱碘。

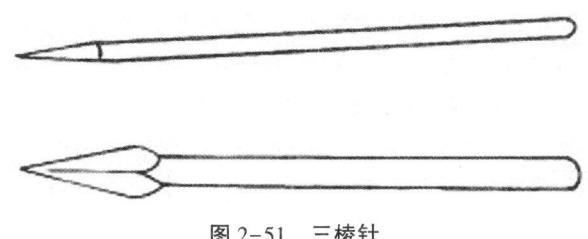

图 2-51　三棱针

(二) 持针姿势

一般以右手持针,用拇、食两指捏住针柄中段,中指指腹紧靠针身侧面,露出针尖 2～3 mm(图 2-52)。

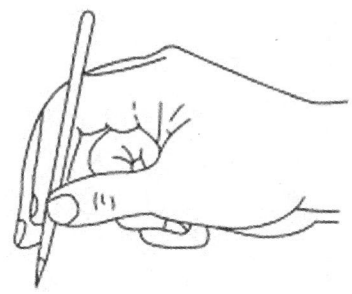

图 2-52　三棱针持针法

(三) 操作方法

三棱针的操作方法一般分为点刺法、刺络法、散刺法、挑治法 4 种。

1. 点刺法　点刺法即点刺腧穴出血或挤出少量液体的方法。此法是用三棱针点刺腧穴或血络以治疗疾病的方法。

针刺前,在预定针刺部位上下用左手拇指、示指向针刺处推按,使血液积聚于点刺部位。常规消毒后,左手拇、示、中三指夹紧被刺部位,右手持针,直刺 2～3 mm,快进快出,轻轻挤压针孔周围,使出血数滴,或挤出少量液体(图 2-53)。然后用消毒干棉球按压针孔。为了刺出一定量的血液或液体,点刺穴位的深度不宜太浅。此法多用于指(趾)端、面部、耳部的穴位,如十宣、十二井穴等处。

2. 刺络法　刺络法有浅刺和深刺两种。

(1) 浅刺:即点刺随病显现的浅表小静脉出血的方法。常规消毒后,右手持针垂直点刺,快进快出,动作要求稳、准、快。一次出血 5～10 mL。此法多用于有小静脉显现的部位,如下肢后面、额部、颞部、足背等部位。

(2) 深刺:即点刺较深、较大静脉放出一定量血液的方法,称为泻血法。先用带子或橡皮管,结扎在针刺部位上端(近心端),然后迅速消毒,针刺时左手拇指压在被针刺部位下端,右手持三棱针对准被针刺部位的静脉,刺入静脉 1~2 mm 深,即将针迅速退出,出血停止后,再用消毒棉球按压针孔。本法(图 2-54)出血量较大,一次治疗可出血几十甚至上百毫升,多用于肘窝、腘窝的静脉及小静脉瘀滞处。

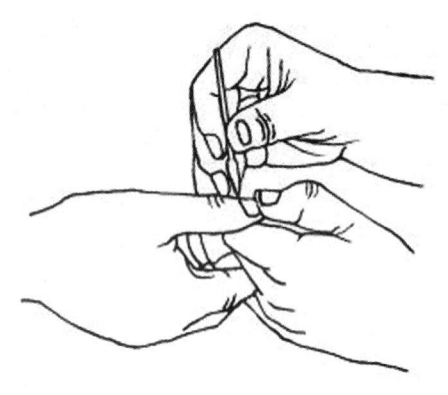

图 2-53　点刺法

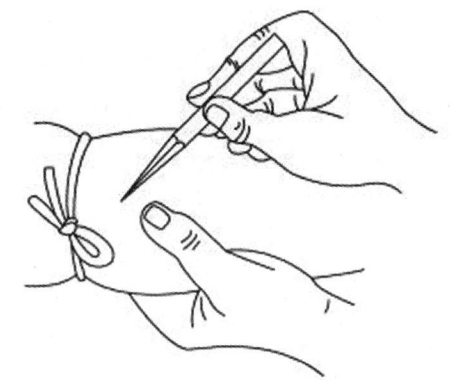

图 2-54　刺络法

3.散刺法　用一手固定被刺部位,另一手持针在施术部位点刺。根据病变部位大小不同,可刺数针,甚至十余针以上,由病变外缘环形向中心点刺,以促使瘀血或水肿的排泄,达到"宛陈则除之",通经活络的目的(图 2-55)。针刺深浅根据局部肌肉厚薄、血管深浅而定。此法多用于局部瘀血、水肿、顽癣等。

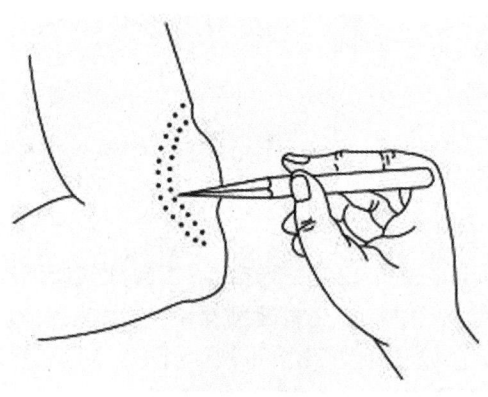

图 2-55　散刺法

4.挑治法　此法是以三棱针挑断穴位皮下纤维组织以治疗疾病的方法。局部消毒后,左手捏起施术部位皮肤,右手持针先以 15°~30°角进入皮肤,然后上挑针尖,挑破皮肤或皮下组织,并可挤出一定量的血液或少量液体,然后用无菌敷料保护创口,以胶布固定(图 2-56)。对于一些畏惧疼痛者,可先用 2%利多卡因局麻后再挑刺。挑刺的部位可以选用经穴,也可选用奇穴,更多选用阿是穴。在选用阳性反应点时,应注意与痣、毛囊炎、色素斑及背俞穴相鉴别。

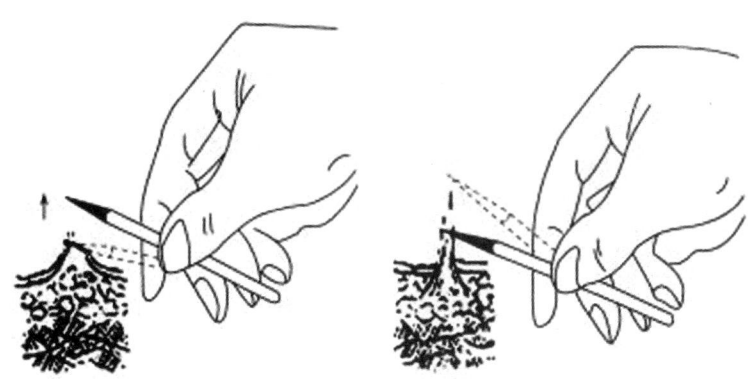

图 2-56 挑治法

五、注意事项

除遵循针灸施术的注意事项外,运用三棱针法还应注意以下几点。

1.对患者要做好必要的解释工作,以消除思想顾虑,尤其是对放血量较大者。

2.严格消毒,防止感染。

3.操作时手法宜轻、稳、准、快,不可用力过猛,防止刺入过深、创伤过大,损害其他组织,更不可伤及动脉。

4.对体弱、贫血、低血压、孕妇和产后等,均要慎重使用。凡有出血倾向和血管瘤的患者,不宜使用本法。

5.刺血治疗一般隔2~3天1次,出血量较多者可间隔1~2周1次。

六、复习思考

1.三棱针法的适应证有哪些?

2.前几天,小义同学的手指不小心被门夹了一下,出现一个血肿,今天,小爱同学想用三棱针把这个血肿挑破,应该如何操作呢?在操作过程中,又有哪些注意事项呢?

项目五

皮肤针法

一、目的要求

1.掌握皮肤针操作方法。
2.熟悉皮肤针的适应范围、皮肤针的注意事项。
3.了解皮肤针的结构和分类。

二、实训教具

皮肤针、镊子、2%碘酊、75%酒精棉球。

三、实训步骤

1.教师讲解。
2.教师示教。
3.同学练习,教师巡回指导。
4.教师总结,指导同学现场进行皮肤针的操作。

四、实训内容

运用皮肤针叩刺人体腧穴或一定部位,使叩刺部位皮肤充血红晕或渗出微量血液,以防治疾病的方法,称皮肤针法。皮肤针法的形成与《内经》中的"半刺""毛刺""扬刺"等浅刺皮肤的刺法有关,其作用机理源于《素问·皮部论》之"凡十二经脉者,皮之部也,是故百病之始生也,必先于皮毛"等论述。

皮肤针是针头呈小锤状的一种针具,一般针柄长15～19 cm,一端附有莲蓬状的针盘,下边散嵌着不锈钢短针。针柄有软柄和硬柄两种类型,软柄一般用有机玻璃或硬塑料制作。根据所嵌针数的不同,又分别称为梅花针(五支针)、七星针(七支针)(图2-57)、罗汉针(十八支针)等。针尖不宜太锐,应呈松针形。针柄要坚固且有弹性,全束针尖应平齐,防止偏斜、钩曲、锈蚀和缺损。针具的检查,可用干脱脂棉轻沾针尖,如果针尖有钩或有缺损则棉絮易被带动。

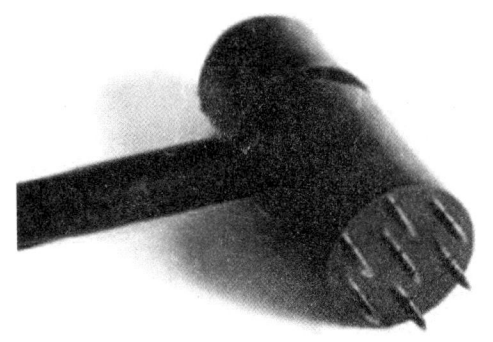

图 2-57　皮肤针针具（七星针）

（一）操作前准备

针刺前针具灭菌。施针前在局部皮肤用 2% 碘酊进行消毒，再用 75% 酒精棉脱碘。

（二）持针姿势

软柄和硬柄皮肤针的持针姿势不同，分述如下。

1.软柄皮肤针　将针柄末端置于掌心，拇指居上，示指在下，余指呈握拳状固定针柄末端（图 2-58）。

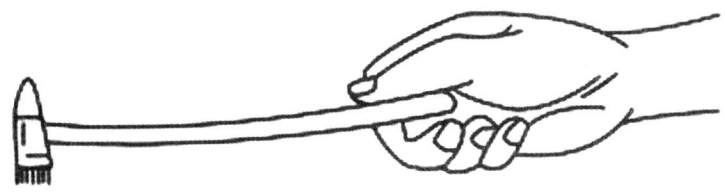

图 2-58　软柄皮肤针持针姿势

2.硬柄皮肤针　用右手握针柄，以无名指、小指将针柄末端固定于小鱼际处，一般针柄末端露出手掌后 2~5 cm，以拇、中两指夹持针柄，示指置于针柄中段上面（图 2-59）。

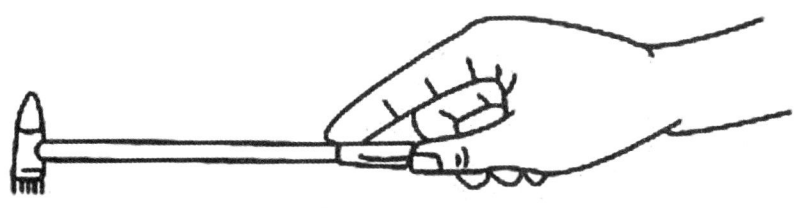

图 2-59　硬柄皮肤针持针姿势

(三)叩刺方法

皮肤常规消毒后,针尖对准叩刺部位,运用灵活的腕力垂直叩刺,将针尖垂直叩击在皮肤上,并立刻弹起。如此反复进行。叩刺时要运用灵活的腕力直刺、弹刺、速刺。叩刺速度要均匀,防止快慢不一、用力不匀地乱刺。针尖起落要呈垂直方向,即将针垂直地刺下、垂直地提起,如此反复操作。防止针尖斜着刺入和向后拖拉着起针,这样会增加患者的疼痛。针刺部位须准确,按预定应刺部位下针,每一针之间的距离,一般为 1.0～1.5 cm。

(四)刺激强度

根据患者病情、体质、年龄和叩刺部位的不同,可分别采用弱刺激、中等刺激和强刺激。

1.弱刺激　用较轻的腕力叩刺,冲力小,针尖接触皮肤的时间愈短愈好,局部皮肤略见潮红,患者无疼痛感觉。适用于年老体弱、小儿、初诊患者,以及头面五官肌肉浅薄处。

2.强刺激　用较重的腕力叩刺,冲力大,针尖接触皮肤的时间可稍长,局部皮肤可见出血,患者有明显疼痛感觉。适用于年壮体强,以及肩、背、腰、臀、四肢等肌肉丰厚处。

3.中等刺激　叩刺的腕力介于强、弱刺激之间,冲力中等,局部皮肤潮红,但无出血,患者稍觉疼痛。适用于多数患者,除头面五官等肌肉浅薄处,其他部位均可选用。

(五)叩刺部位

可分为循经叩刺、穴位叩刺和局部叩刺3种。

1.循经叩刺　指沿着与疾病有关的经脉循行路线叩刺。主要用于项、背、腰、骶部的督脉和膀胱经,其次是四肢肘、膝以下的三阴经、三阳经。可治疗相应脏腑经络病变。

2.穴位叩刺　指选取与疾病相关的穴位叩刺。主要用于背俞穴、夹脊穴和阳性反应点。

3.局部叩刺　指在病变局部叩刺。如治疗头面五官、关节及局部扭伤、顽癣等疾病可叩刺病变局部。

各部位的具体叩刺顺序如下。

(1)头部:按督脉、膀胱经、胆经各经的循行,由前发际叩刺至后发际之脑户、玉枕、风池穴。两侧颞部由上向下叩刺。

(2)项部:由脑户叩刺至大椎穴;由风池穴、天柱穴叩刺至第6颈椎棘突两旁。

(3)颈部:第1线叩刺胸锁乳突肌后缘;第2线由胸锁乳突肌前缘向下叩刺;第3线从下颌角后向前叩刺。

(4)肩胛部:先由肩胛骨内缘从上向下叩刺,其次在肩胛冈上缘由内向外叩刺;最后由肩胛冈下缘,从内向外叩刺。如举臂困难可着重刺腋窝后上方和前上方的肩关节周围处。

（5）脊背部：第1行叩刺脊柱两侧膀胱经第1侧线；第2行叩刺脊柱两侧膀胱经第2侧线。

（6）骶部：由尾骨尖向外上方叩刺，每侧叩刺3行。

（7）上肢：按手三阴经、手三阳经循经叩刺，在关节周围可进行环形叩刺。

（8）面部：按局部叩刺。

（9）眼部：第1行从眉头沿眉毛向眉梢部叩刺；第2行由目内眦经上眼睑叩刺至瞳子髎；第3行由目内眦经眶下缘叩刺至瞳子髎。

（10）鼻部：以两侧鼻翼上方软骨部为重点。

（11）耳部：以耳垂后和耳前为重点。

五、注意事项

除遵循针灸施术的注意事项外，运用皮肤针法还应注意以下几点。

1.注意检查针具，当发现针尖有钩毛或缺损、针锋参差不齐者，须及时修理。

2.针具及针刺局部皮肤均应消毒。重刺后，局部皮肤需用酒精棉球消毒并应注意保持针刺局部清洁，以防感染。

3.操作时运用腕力垂直叩刺，并立即抬起。不可斜刺、压刺、慢刺、拖刺，避免使用臂力。

4.局部皮肤有创伤、溃疡及瘢痕者，不宜使用本法。

六、复习思考

1.皮肤针法的适应范围有哪些？

2.小仁是一个既懂礼貌、又有孝心的针灸推拿专业学生，他的爸爸上个月在工地上干活时，不小心伤到右腿，导致右下肢麻木不仁，活动受限，小仁同学想通过皮肤针法帮助父亲进行治疗，他应该如何进行操作呢？在操作过程中，又有哪些注意事项呢？

项目六 电针法

一、目的要求

1. 掌握电针的操作方法。
2. 熟悉电针的适应范围、电针的注意事项。
3. 了解电针仪的结构。

二、实训教具

电针治疗仪、毫针、镊子、75%酒精棉球、无菌棉签或无菌棉球。

三、实训步骤

1. 教师讲解。
2. 教师示教。
3. 同学练习,教师巡回指导。
4. 教师总结,指导同学现场进行电针的操作。

四、实训内容

电针法是在毫针针刺得气的基础上,应用电针仪输出脉冲电流,通过毫针作用于人体一定部位以防治疾病的一种针刺方法。电针是毫针与电生理效应的结合,不仅可以提高毫针的治疗效果,减少操作者的持续行针操作,还能扩大针刺的治疗范围,已经成为临床普遍使用的针刺治疗方法。

(一) 电针设备

目前我国普遍使用的电针仪均属于脉冲发生器的类型,以 G6805 型为例,其基本结构由电源电路、方波发生器电路、控制电路、脉冲主振电路和输出电路5部分组成(图2-60)。

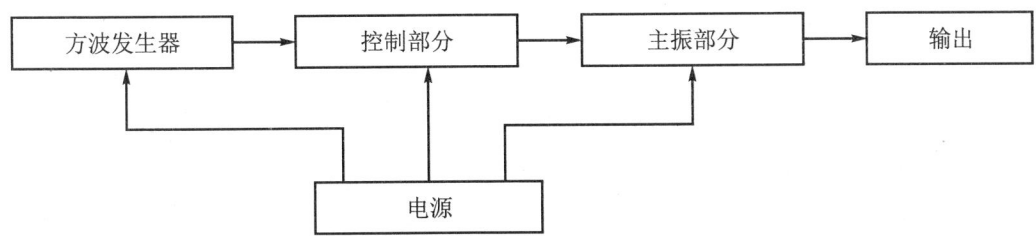

图 2-60　G6805 型电针仪原理方框图

电针仪种类很多,这里介绍两种比较通用的电针治疗仪。

1.G6805-Ⅱ型电针治疗仪　G6805~Ⅱ型治疗仪是在 G6805~Ⅰ型的基础上,根据临床需要而改进的电针治疗仪,该仪器采用电子集成电路,具有体积小、操作简单、便于携带等优点。其性能比较稳定,可使用交、直流两用电源,能够输出连续波、疏密波、断续波。连续波频率为 1~100 Hz 可调;疏密波其疏波为 4 Hz,密波为 20 Hz;断续波为 1~100 Hz 可调。正脉冲幅度(峰值)为 50 V,负脉冲幅度(峰值)为 35 V。正脉冲波宽为 500 μs,负脉冲波宽为 250 μs。

2.HANS-200 韩氏穴位神经刺激仪　该产品功能多样,操作简便,设计精巧,携带方便。本机性能与特点主要有:微电脑控制刺激参数,刺激强度可精确到 0.1 mA,并用液晶屏显示;恒流输出对称双向脉冲波,保证两电极间刺激量相同;具有特定时间间隔的 2~100 Hz 优选疏密波,治疗效果好;波宽随频率变化,兼具经皮电神经刺激疗法(TENS)与针灸两者的优势;而且还有定时、剩余电量显示、按键自动锁定和开机自动复位等功能。该机电源为 9 V 直流层叠电池,输出电流 0~50 mA(经皮模式)或者 0~9.9 mA(经针模式),波形频率 2~100 Hz,有疏密、等幅、调幅等 15 种模式,脉冲宽度 0.2~0.6 ms,可选择加宽 1.5 倍模式。该机既可作电针使用,又可作经皮穴位电刺激使用。

(二)使用方法

以 G6805-Ⅱ型电针治疗仪为例,介绍仪器的使用方法。

(1)在使用该仪器之前,首先应该逐一检查电针仪各输出旋钮或按键并调整到"零"位,然后将电源插头插入 220 V 交流电插座内。

(2)该仪器正面有 5 个并排旋钮,每只旋钮调节强度与相应输出插孔相对应,使用时,将电极线插头端插入相应的主机输出插孔,每路输出可以根据临床需要和患者耐受度任意调节。

(3)治疗时,电极线输出端两极的导线夹分别连接于毫针针柄或针体,形成电流回路,要求应确保连接牢靠、导电良好。通常电针治疗选穴宜成对,以 1~3 对(2~6 个穴位)为宜。当选择单个腧穴进行治疗时,应使用无关电极,可选取有主要神经干通过的穴位(如下肢的环跳穴),将针刺入后,连接电针仪的一个电极;另一个电极则用盐水浸湿的纱布裹上,作为无关电极,固定在同侧经脉的皮肤上。应该特别注意,一般将同一对输出电极连接在身体的同侧,在胸、背部的穴位上使用电针时,更不可将两个电极跨接在身体两侧,避免电流回路经过心脏。

(4)通常主穴接负极,配穴接正极。打开电针仪电源开关,选择治疗所需的波形、频率,调节对应输出旋钮,从零位开始逐级、缓慢加大电流强度,调节至合适的刺激强度,避免突然加大电流强度而给患者造成突然的刺激。

(5)如进行较长时间的电针治疗,患者会产生适应性,即感到刺激逐渐变弱,此时可适当增加刺激强度,或采用间歇通电的方法。如有必要在电针治疗过程中对波形、频率进行调整时,应首先调节电流强度至最小,然后再变换波形和频率。电针治疗完成后,应首先缓慢将各个旋钮调至零位,关闭电针仪电源开关,然后从针柄或针体取下电极线。

(6)各种不同疾病的疗程不尽相同,一般5~10天为1个疗程,每日或隔日治疗1次,急症患者每日可电针2次。两个疗程中间可以间隔3~5天。

(三)电针选穴

电针的选穴方法除了按经络辨证、脏腑辨证取穴外,通常还可选用神经干通过和肌肉神经运动点取穴。

1.头面部　选取听会、翳风(面神经);下关、阳白、四白、夹承浆(三叉神经)。

2.上肢部　选取颈夹脊6~7、天鼎(臂丛神经);青灵、小海(尺神经);手五里、曲池(桡神经);曲泽、郄门、内关(正中神经)。

3.下肢部　选取环跳、殷门(坐骨神经);委中(胫神经);阳陵泉(腓总神经);冲门(股神经)。

4.腰骶部　选取气海俞(腰神经);八髎(骶神经)。

穴位的配对,若属神经功能受损,可按照神经分布特点取穴。如面神经麻痹,可取下关、翳风为主;皱额障碍配阳白、鱼腰;鼻唇沟变浅配水沟、迎香;口角㖞斜配地仓、颊车。坐骨神经痛除取环跳、大肠俞外,配殷门、委中、阳陵泉等穴。

以上电针腧穴的选用仅供参考,还应根据患病部位、病情需要、腧穴间的距离等进行配对和调整。

(四)刺激参数

电针仪输出的是脉冲电,所谓脉冲电是指在极短时间内出现的电压或电流的突然变化,即电量的突然变化构成了电的脉冲。一般电针仪输出的基本波形即是这种交流电脉冲,常为双向尖脉冲或双向矩形脉冲(图2-61)。

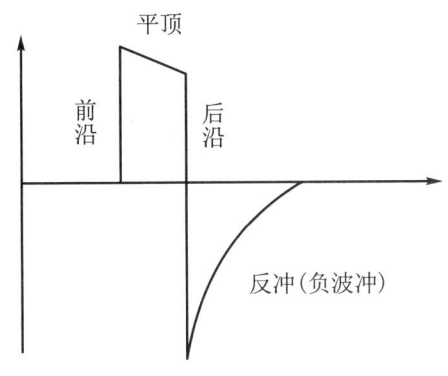

图 2-61　交流电脉冲波形

电针刺激参数包括波形、波幅、波宽、频率和持续时间等,集中体现为刺激量。波幅一般指脉冲电压或电流的最大值与最小值之差,也指它们从一种状态变化到另一种状态的跳变幅度值。临床操作时,一般选择和可调节的刺激参数是波形、频率、强度和时间。

1.波形　常见电针仪所设置的脉冲波形有方形波、尖峰波、三角波和锯齿波(图 2-62),也有正向是方形波,负向是尖峰波的。但单个脉冲波根据频率和不同输出方式组合形成了连续波、疏密波、断续波等(图 2-63)。

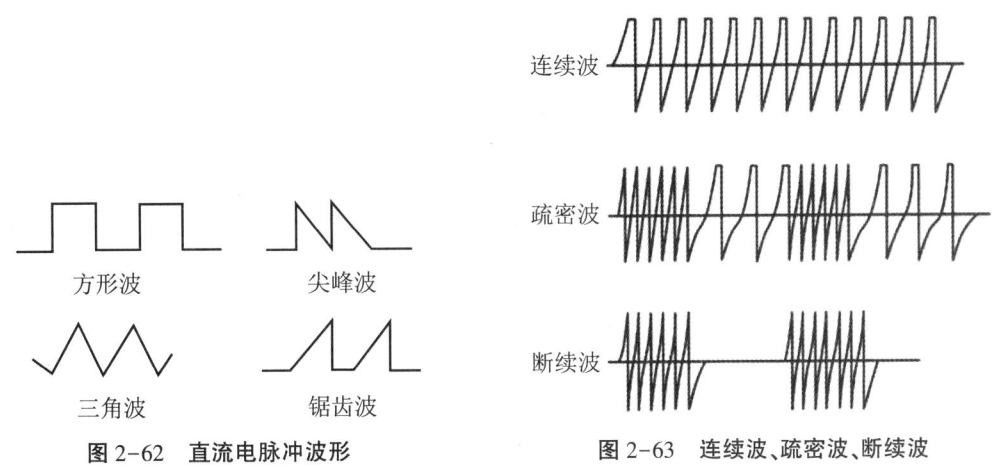

图 2-62　直流电脉冲波形　　　　图 2-63　连续波、疏密波、断续波

(1)连续波:连续波是一种时间间隔一样的连续脉冲,有频率可调性。根据频率变化,又可分为疏波和密波。

1)疏波:频率低于 30 Hz 的连续波一般称为疏波,但临床运用疏波时多采用 10 Hz 以下的连续波。疏波刺激作用较强,能引起肌肉收缩,产生较强的震颤感,提高肌肉韧带张力,促进神经肌肉功能的恢复。常用于治疗痿证、慢性疼痛,各种肌肉、关节及韧带的损伤等。

2)密波:频率高于 30 Hz 的连续波一般称为密波,但临床运用密波时多采用 50 Hz 以上的连续波。密波能降低神经应激功能,抑制脊髓兴奋性。常用于止痛、镇静、缓解肌肉和血管痉挛等,尤其适用于急性疼痛。

（2）疏密波:是疏波和密波交替出现的频率固定的组合波,疏密交替持续的时间各约1.5秒。该波具有克服单一波形产生电适应的特点,能引起肌肉有节奏地舒缩,刺激各类镇痛介质的释放,加强血液循环和淋巴循环,调节组织的营养代谢,消除炎症水肿等。常用于各种痛证、软组织损伤、关节炎、面瘫、肌肉无力等。

（3）断续波:是有节律的时断时续自动出现的组合波,频率可调。断时无脉冲电输出,续时密波连续输出,一般均在1.5秒左右。这种波形对人体有强烈的震颤感,机体不易产生电适应性,能提高肌肉组织的兴奋性,对横纹肌有良好的刺激收缩作用。常用于治疗痿证、瘫痪。

2.频率　频率是指每秒钟内出现的脉冲个数,其单位为赫兹(Hz),目前使用的电针仪设置的常用频率为1~100 Hz。连续波可通过频率的调整而组合成不同的刺激波形,不同频率的电针可引起中枢释放不同类型的神经递质。就镇痛而言,低频(2 Hz)主要刺激高位中枢释放脑啡肽和内啡肽等,而高频(100 Hz)刺激脊髓释放强啡肽,因其生物效应不同,临床使用时应根据不同病情适当选择。

3.强度　电针的刺激强度主要取决于波幅的高低,波幅的计量单位是伏特(V),如电压从0~30 V间进行反复的突然跳变,则脉冲的幅度为30 V,治疗时通常不超过20 V。也有以电流表示或以电压和电流乘积表示的。波宽即指脉冲的持续时间,脉冲宽度也与刺激强度有关,宽度越大则意味着给患者的刺激量越大。电针仪一般采用适合人体的输出脉冲宽度约为0.4毫秒。

电针刺激强度一般通过电极输出端强度调节键实施,当电流开到一定强度时,患者有麻刺感,这时的电流刺激强度称"感觉阈";当电流强度增加,患者产生刺痛感时,这时的电流刺激强度称为"痛阈"。一般适宜的电流刺激强度为介于"感觉阈"和"痛阈"之间。但总体来说,电针刺激时,局部肌肉应呈节律性收缩,但也无须过强刺激,应以患者能接受和耐受的强度为宜。因机体对电流刺激极易适应,做较长时间电针刺激时,一般应做强度调整。

4.时间　电针单次刺激的时间一般为15~60分钟,刺激长短需因病、因人而异,用于镇痛一般需有30分钟及以上的电针刺激时间。电针时间过短可能尚未起效,过长则容易产生耐受。

五、注意事项

除遵循针灸施术的注意事项外,运用电针法还应注意以下几点。

1.电针仪使用前必须检查其性能是否良好,输出是否正常。

2.调节输出量应缓慢,开机时输出强度应逐渐从小到大,切勿突然增大,以免发生意外。

3.靠近延脑、脊髓等部位使用电针时,电流量宜小,并注意电流的回路不要横跨中枢神经系统,不可过强刺激。

4.禁止电流直接流过心脏,不允许左右上肢的两个穴位同时接受一路输出治疗。

5.电针治疗过程中患者出现晕针现象时,应立即停止电针治疗,关闭电源,按毫针晕针的处理方法处理。

6.作为温针使用过的毫针,针柄表面往往氧化而不导电,应用时须将输出线夹在毫针的针体上或使用新的毫针。

7.年老、体弱、醉酒、饥饿、过饱、过劳等,不宜使用电针。

8.皮肤破损处、肿瘤局部、孕妇腹部、心脏附近、安装心脏起搏器者,以及颈动脉窦附近禁忌电针。

六、复习思考

1.电针的适应范围有哪些?

2.一个月前,小智同学的爷爷因脑梗出现左侧肢体瘫痪,肌力减退,无法行走。最近,小智同学听针灸推拿教研室的老师说,电针可以治疗脑血管病后遗症。从此,他一直有一个念头,就是用电针帮爷爷治病,他应该如何进行操作呢？在操作过程中,又有哪些注意事项呢？

项目七 穴位注射法

一、目的要求

1.掌握穴位注射的操作方法。
2.熟悉穴位注射的适应范围、穴位注射的注意事项。
3.了解穴位注射的用具和常用药物。

二、实训教具

注射器、针头、生理盐水、药物、镊子、2%碘酊、75%酒精棉球、无菌棉签或无菌棉球。

三、实训步骤

1.教师讲解。
2.教师示教。
3.同学练习,教师巡回指导。
4.教师总结,指导同学现场进行穴位注射的操作。

四、实训内容

穴位注射法以中西医理论为指导,依据穴位作用和药物性能,在穴位内注入药物以防治疾病的方法,又称"水针"。穴位注射是在针刺疗法和西医学封闭疗法相结合的基础上发展而来的。它将针刺刺激与穴位药理有机地结合起来,发挥协同效应,以提高疗效。本法具有操作简便、用药量小、适应证广、作用迅速等优点,临床应用药物越来越丰富,病种也日益增多。

(一)注射用具与注射药物

1.注射用具 使用无菌注射器和针头,现在临床多使用一次性注射器。根据使用药物和剂量大小、腧穴部位及针刺的深浅,选用不同规格的注射器和针头,一般可使用1 mL、2 mL、5 mL注射器,若肌肉肥厚部位可使用10 mL、20 mL注射器。针头可选用5~7号普通注射针头、牙科用5号长针头,以及封闭用长针头等。

2.常用注射药液

(1)中草药制剂:如复方当归注射液、丹参注射液、川芎嗪注射液、鱼腥草注射液、银黄注射液、柴胡注射液、板蓝根注射液、威灵仙注射液、徐长卿注射液、清开灵注射液等。

(2)维生素类制剂:如维生素 B_1、维生素 B_6、维生素 B_{12} 注射液,维生素 C 注射液,维丁胶性钙注射液。

(3)其他常用药物,如 5%~10%葡萄糖、生理盐水、注射用水、三磷腺苷、辅酶 A、神经生长因子、胎盘组织液、硫酸阿托品、山莨菪碱、加兰他敏、泼尼松、盐酸普鲁卡因、利多卡因、氯丙嗪等。

(二)选穴处方

可根据针灸治疗处方原则取穴。一般选取肌肉比较丰厚的部位进行穴位注射,选穴宜少而精,以 1~2 个腧穴为宜,最多不超过 4 个腧穴。

临床常结合经络、经穴触诊法选取阳性反应点进行治疗,常在背腰部的背俞穴、胸腹部的募穴和四肢部的某些特定穴寻找。在压痛等阳性反应点进行穴位注射,往往效果较好。

(三)操作

1.选择注射器及针头　根据所选穴位或部位、用药剂量,选择合适的注射器及针头。抽吸相应剂量药液,排出注射器筒内空气,备用。

2.进针　进针前先揣穴,用手指按压、揣摸或循切的方式探索穴位。局部皮肤常规消毒后,将针头迅速刺入患者穴位处皮肤。然后慢慢推进或上下提插,待针下有得气感后,回抽一下,若回抽无血,即可将药推入,并随时观察患者的反应。

3.推药　一般使用中等速度推入药物。慢性病、体弱者用轻刺激,将药物缓慢轻轻推入;急性病、体强者用强刺激,将药物快速推入。如果注射药物较多时,可以将注射针由深部逐渐退后至浅层,边退针边推药,或将注射器变换不同的方向进行穴位注射。

4.出针　注射后缓慢出针,并用无菌棉签或无菌棉球压迫 1~2 分钟。

(四)针刺角度及深度

根据穴位所在部位与病变组织的不同,决定针刺角度和注射的深浅。头面及四肢远端等皮肉浅薄处的穴位多浅刺,而腰部和四肢肌肉丰厚部位的穴位可深刺。如三叉神经痛于面部有触痛点,可在皮内注射形成"皮丘";腰肌劳损的部位多较深,故宜适当深刺注射。

(五)药物剂量

穴位注射的用药剂量决定于注射部位、药物的性质和浓度。

不同部位每穴每次常规注射量:耳穴 0.1~0.2 mL,头面部穴位 0.1~0.5 mL,腹背及四肢部穴位 1~2 mL,腰臀部 2~5 mL。

刺激性较小的药物如葡萄糖液、生理盐水等用量可较大,如 5%~10% 葡萄糖每次可注射 10~20 mL;刺激性较大的药物(如乙醇)和特异性药物(如抗生素、激素、阿托品等)一般用量较小,每次用量多为常规的 1/10~1/3。

(六)疗程

每日或隔日注射 1 次,治疗后反应强烈者也可以间隔 2~3 日注射 1 次。所选腧穴可分组交替使用。10 次为 1 个疗程,休息 5~7 天后再进行下一个疗程的治疗。

五、注意事项

除遵循针灸施术的注意事项外,运用穴位注射法还应注意以下几点。

1.严格遵守无菌操作规则,防止感染。

2.应向患者说明本疗法的特点和注射后的正常反应。如注射局部会出现酸胀感,4~8 小时内局部有轻度不适,或不适感持续较长时间,但是一般不超过 1 天。

3.注意药物的性能、药理作用、剂量、配伍禁忌及毒副作用。凡能引起过敏的药物,如青霉素、链霉素、普鲁卡因等,必须常规皮试,皮试阳性者不可应用。副作用较严重的药物,使用时应谨慎。某些中草药制剂有时也可能有反应,应用时也要注意。要注意药物的有效期,不要使用过期药物,并注意检查药液有无沉淀变质等情况,如已变质即应停止使用。

4.药物不宜注入关节腔、血管内和脊髓腔。若药物误入关节腔,可致关节红肿、发热、疼痛;误入脊髓腔,有损伤脊髓的可能,严重者可导致瘫痪。

5.在主要神经干通过的部位做穴位注射时,应注意避开神经干,以免损伤神经。如针尖触到神经干,有触电样的感觉,应及时退针,更不可盲目地反复提插。

6.在背部脊椎两侧进行穴位注射时,针尖斜向脊椎为宜,避免直刺引起气胸等。体内有重要脏器的部位不宜针刺过深,以免刺伤内脏。

7.耳穴注射应选用易于吸收、无刺激性的药物。

8.年老体弱及初次接受治疗者,体位最好取卧位,注射部位不宜过多,药量也可酌情减少,以免晕针。孕妇的下腹部、腰骶部及合谷、三阴交等穴,不宜做穴位注射,以免引起流产。

六、复习思考

1.穴位注射的适应范围有哪些?

2.昨天晚上,小信同学和朋友们一起去吃自助餐,吃得非常饱,而且吃了很多冰淇淋,今天早上,天不亮他就开始腹泻。假如采用足三里穴位注射法帮他治疗腹泻,应该怎么操作呢?在操作过程中,又有哪些注意事项呢?

项目八 头针法

一、目的要求

1. 掌握头针的操作方法。
2. 熟悉头针的适应范围、头针的注意事项。
3. 了解标准化头针线的分布。

二、实训教具

毫针、镊子、75%酒精棉球、消毒干棉球。

三、实训步骤

1. 教师讲解。
2. 教师示教。
3. 同学练习,教师巡回指导。
4. 教师总结,指导同学现场进行头针的操作。

四、实训内容

头针法,又称头皮针法,是指采用毫针或其他针具刺激头部特定部位,以防治疾病的方法。针刺头部腧穴治疗疾病的方法由来已久,历代典籍对头部腧穴的定位、功能、主治范围以及数目都有较明确的记载,但头针法成为一种有别于传统腧穴定位、刺激方法的特殊治疗手段则是在20世纪50年代初至20世纪70年代。头针学术流派纷呈,在国际针灸界颇有影响。

(一)头针分区

标准化头针线共14条,分别位于额区(图2-64)、顶区(图2-65、图2-66)、颞区(图2-67)、枕区(图2-68)4个区域的头皮部。

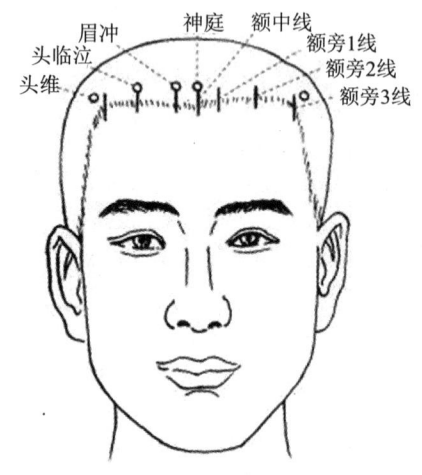

图 2-64　额区

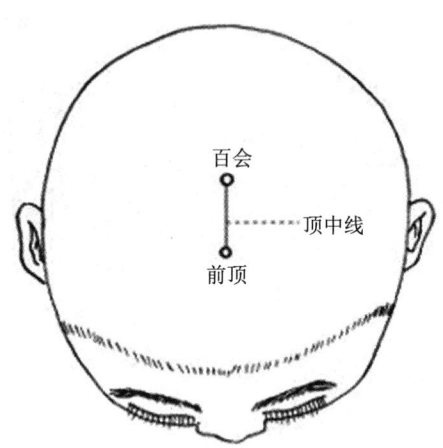

图 2-65　顶区 1

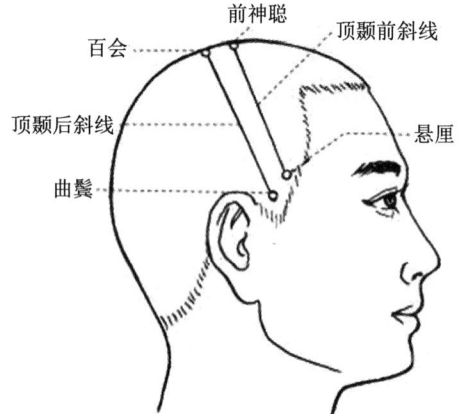

图 2-66　顶区 2

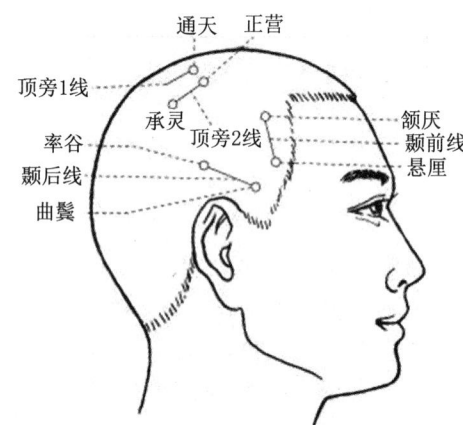

图 2-67　顶区及颞区

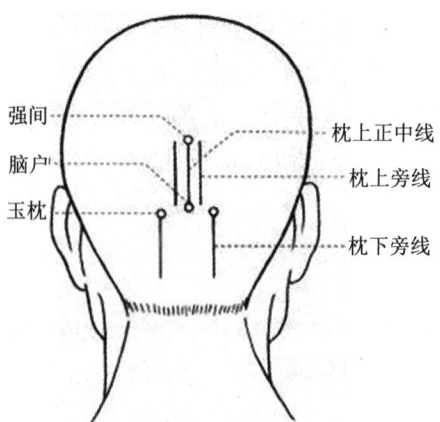

图 2-68　枕区

(二)针前准备

应根据病情和操作部位选择不同型号的毫针。应选择针身光滑,无锈蚀和折痕,针柄牢固,针尖锐利,无倒钩的针具。选择患者舒适、医师便于操作的治疗体位为宜。局部选用75%乙醇棉球或棉签在施术部位由中心向外环行擦拭。医师双手用肥皂水清洗干净,再用75%乙醇消毒棉球擦拭。

(三)进针方法

一般宜在针体与皮肤成15°~30°角进针,然后平刺进入穴线内。采用快速进针,将针迅速刺入皮下,当针尖达到帽状腱膜下层时,指下感到阻力减小,然后使针与头皮平行,根据不同穴线刺入不同深度。进针深度宜根据患者具体情况和处方要求决定。一般情况下,针刺入帽状腱膜下层后,使针体平卧,进针3 cm左右为宜。

(四)行针方法

行针方法一般分为捻转、提插和弹拨针柄三种。

1.捻转　在针体进入帽状腱膜下层后,医师肩、肘、腕关节和拇指固定不动,以保持毫针相对固定。示指第1、第2节呈半屈曲状,用示指第1节的桡侧面与拇指第1节的掌侧面持住针柄,然后示指掌指关节做伸屈运动,使针体快速旋转,要求捻转频率在200次/分左右,持续2~3分钟。

2.提插　医师手持毫针沿皮刺入帽状腱膜下层,将针向内推进3 cm左右,保持针体平卧,用拇、示指紧捏针柄,进针提插,指力应均匀一致,幅度不宜过大,如此反复操作,持续3~5分钟。提插的幅度与频率视患者的病情而定。

3.弹拨针柄　在头针留针期间,可用手指弹拨针柄,用力宜适度,速度不应过快,一般可用于不宜过强刺激的患者。

(五)留针方法

一般分为静留针与动留针两种。

1.静留针　静留针是在留针期间不再施行任何针刺手法,让针体安静而自然地留置在头皮内。一般情况下,头针留针时间宜在15~30分钟。如症状严重、病情复杂和病程较长者,可留针2小时以上。

2.动留针　动留针是在留针期间间歇重复施行相应手法,以加强刺激,在较短时间内获得即时疗效。一般情况下,在15~30分钟内,宜间歇行针2~3次,每次2分钟左右。

(六)出针方法

先缓慢出针至皮下,然后迅速拔出,拔针后必须用消毒干棉球按压针孔,以防出血。

五、注意事项

除遵循针灸施术的注意事项外,运用头针法还应注意以下几点。

1.囟门和骨缝尚未骨化的婴儿、颅骨缺损或开放性脑损患者、孕妇不宜用头皮针治疗。

2.头颅手术部位、头皮严重感染、溃疡和创伤处不宜使用,可在其对侧取相应头皮针治疗线进行。

3.头皮针刺入时要迅速,注意避开发囊、瘢痕。针刺深浅及方向,应根据治疗要求,并结合患者年龄、体质及敏感性决定。留针时不要随意碰撞针柄,以免发生弯针和疼痛。

4.严重心脏病、重度糖尿病、重度贫血、急性炎症和脑血管意外急性期患者,或血压、病情不稳定者不宜使用。对精神紧张、过饱、过饥者应慎用。

5.头针治疗配合运动,对部分病证有提高临床疗效的作用。

六、复习思考

1.头针的适应范围有哪些?

2.头针的处方选穴原则是什么?

3.最近,小忠同学的学习压力很大,经常熬夜,突然有一天,小忠同学感觉头部剧烈疼痛,去校医院买了一些西药,吃了两天,效果不明显,如果采用头针法帮助小忠同学治疗头痛,应该怎么操作呢?在操作过程中,又有哪些注意事项呢?

项目九

耳针法

一、目的要求

1.掌握耳针的操作方法。
2.熟悉耳针的适应范围、耳针的注意事项。
3.了解耳郭表面解剖、耳穴的分布。

二、实训教具

毫针、G6805型电针仪、揿针型皮内针、王不留行、艾条、三棱针、手术刀片、1 mL注射器和26号注射针头、镊子、2%碘伏、75%酒精棉球、消毒干棉球。

三、实训步骤

1.教师讲解。
2.教师示教。
3.同学练习,教师巡回指导。
4.教师总结,指导同学现场进行耳针的操作。

四、实训内容

耳针法是指采用针刺或其他方法刺激耳穴,以诊断防治疾病的一类方法。耳针法以耳穴为刺激部位,耳穴是指分布在耳郭上的一些特定区域。耳针法刺激部位即为耳穴,是耳郭表面与人体脏腑经络、组织器官、躯干四肢相互沟通的特殊部位。耳穴既是疾病的反应点,也是防治疾病的刺激点。耳针法治疗范围较广,操作方便,对疾病诊断也有一定的参考价值。

(一)耳郭表面解剖

1.耳郭正面(图2-69~2-71)
(1)耳垂:耳郭下部无软骨的部分。
(2)耳垂前沟:耳垂与面部之间的浅沟。

(3)耳轮:耳郭外侧边缘的卷曲部分。

(4)耳轮脚:耳轮深入耳甲的部分。

(5)耳轮脚切迹:耳轮脚棘前方的凹陷处。

(6)耳轮结节:耳轮外上方的膨大部分。

(7)耳轮尾:耳轮向下移行于耳垂的部分。

(8)轮垂切迹:耳轮和耳垂后缘之间的凹陷处。

(9)耳轮前沟:耳轮与面部之间的浅沟。

(10)对耳轮:与耳轮相对呈"Y"字形的隆起部,由对耳轮体、对耳轮上脚和对耳轮下脚三部分组成。

(11)对耳轮体:对耳轮下部呈上下走向的主体部分。

(12)对耳轮上脚:对耳轮向上分支的部分。

(13)对耳轮下脚:对耳轮向前分支的部分。

(14)轮屏切迹:对耳轮与对耳屏之间的凹陷处。

(15)耳舟:耳轮与对耳轮之间的凹沟。

(16)三角窝:对耳轮上、下脚与相应耳轮之间的三角形凹窝。

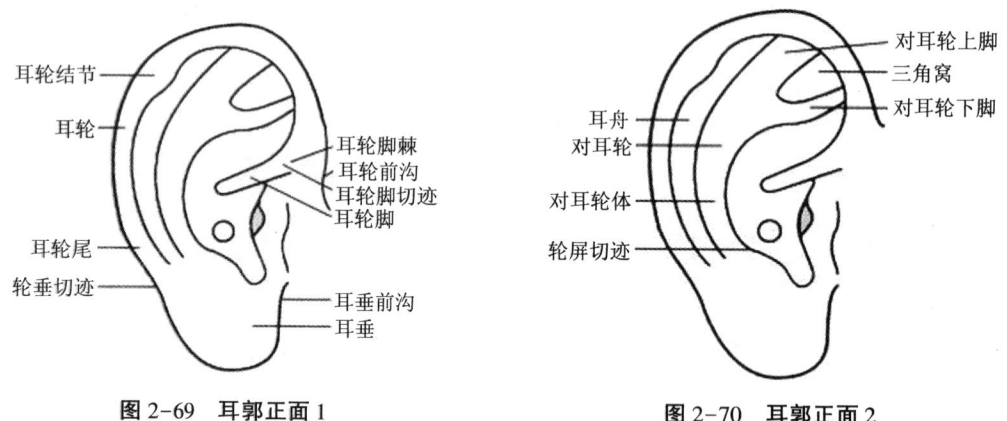

图 2-69 耳郭正面1　　　　　图 2-70 耳郭正面2

(17)耳甲部分:部分耳轮和对耳轮、对耳屏、耳屏及外耳门之间的凹窝。由耳甲艇、耳甲腔两部分组成。

(18)耳甲艇:耳轮脚以上的耳甲部。

(19)耳甲腔:耳轮脚以下的耳甲部。

(20)耳屏:耳郭前方呈瓣状的隆起。

(21)屏上切迹:耳屏与耳轮之间的凹陷处。

(22)上屏尖:耳屏游离缘上隆起部。

(23)下屏尖:耳屏游离缘下隆起部。

(24)耳屏前沟:耳屏与面部之间的浅沟。

(25)对耳屏:耳垂上方,与耳屏相对的瓣状隆起。
(26)对屏尖:对耳屏游离缘隆起的顶端。
(27)屏间切迹:耳屏和对耳屏之间的凹陷处。
(28)外耳门:耳甲腔前方的孔窍。

2.耳郭背面(图2-72)
(1)耳轮背面:耳轮背部的平坦部分。
(2)耳轮尾背面:耳轮尾背部的平坦部分。
(3)耳垂背面:耳垂背部的平坦部分。
(4)耳舟隆起:耳舟在耳背呈现的隆起。
(5)三角窝隆起:三角窝在耳背呈现的隆起。
(6)耳甲艇隆起:耳甲艇在耳背呈现的隆起。
(7)耳甲腔隆起:耳甲腔在耳背呈现的隆起。
(8)对耳轮上脚沟:对耳轮上脚在耳背呈现的凹沟。
(9)对耳轮下脚沟:对耳轮下脚在耳背呈现的凹沟。
(10)对耳轮沟:对耳轮体在耳背呈现的凹沟。
(11)耳轮脚沟:耳轮脚在耳背呈现的凹沟。
(12)对耳屏沟:对耳屏在耳背呈现的凹沟。

3.耳根(图2-72)
(1)上耳根:耳郭与头部相连的最上处。
(2)下耳根:耳郭与头部相连的最下处。

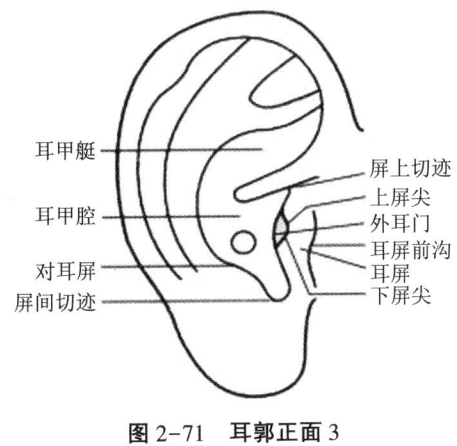

图2-71 耳郭正面3

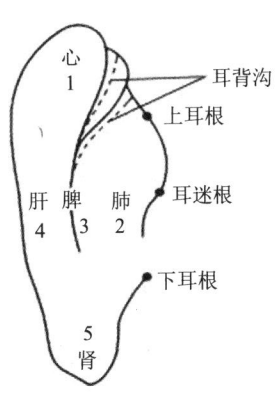

图2-72 耳郭背面及耳根

(二)耳穴分布

耳穴在耳郭表面的分布状态形似倒置在子宫内的胎儿(头部朝下,臀部朝上,见图2-73)。

其分布规律是与头面相应的穴位分布在耳垂；与上肢相应的穴位分布在耳舟；与躯干相应的穴位分布在对耳轮体部；与下肢相应的穴位分布在对耳轮上、下脚；与腹腔脏器相应的穴位分布在耳甲艇；与胸腔脏器相应的穴位分布在耳甲腔；与盆腔脏器相应的穴位分布在三角窝；与消化道相应的穴位分布在耳轮脚周围等。

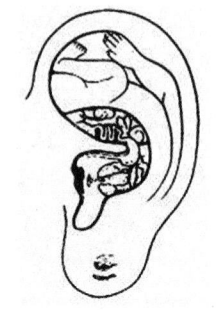

图2-73　耳穴分布规律

(三) 耳郭区划定位标准与耳穴

1.耳郭基本标志线(图2-74~2-76)

(1)耳轮内缘：即耳轮与耳郭其他部分的分界线，是指耳轮与耳舟，对耳轮上、下脚，三角窝及耳甲等部的折线。

(2)耳甲折线：是指耳甲内平坦部与隆起部之间的折线。

(3)对耳轮脊线：是指对耳轮体及其上、下脚最凸起处之连线。

(4)耳舟凹沟线：是指沿耳舟最凹陷处所作的连线。

(5)对耳轮耳舟缘：即对耳轮与耳舟的分界线，是指对耳轮(含对耳轮上脚)脊与耳舟凹之间的中线。

(6)三角窝凹陷处后缘：是指三角窝内较低平的三角形区域的后缘。

(7)对耳轮三角窝缘：即对耳轮上、下脚与三角窝的分界线，是指对耳轮上、下脚脊与三角窝凹陷处后缘之间的中线。

(8)对耳轮耳甲缘：即对耳轮与耳甲的分界线，是指对耳轮(含对耳轮下脚)脊与耳甲折线之间的中线。

(9)对耳轮上脚下缘：即对耳轮上脚与对耳轮体的分界线，是指从对耳轮上、下脚分叉处向对耳轮耳舟缘所作的垂线。

(10)对耳轮下脚后缘：即对耳轮下脚与对耳轮体的分界线，是指从对耳轮上、下脚分叉处向对耳轮耳甲缘所作的垂线。

(11)耳垂上线(亦作为对耳屏耳垂缘和耳屏耳垂缘)：即耳垂与耳郭其他部分的分界线，是指过屏间切迹与轮垂切迹所作的直线。

(12)对耳屏耳甲缘：即对耳轮与耳甲的分界线，是指对耳屏内侧面与耳甲的折线。

(13)耳屏前缘：即耳屏外侧面与面部的分界线，是指沿耳屏前沟所作的直线。

(14)耳轮前缘：即耳轮与面部的分界线，是指沿耳轮前沟所作的直线。

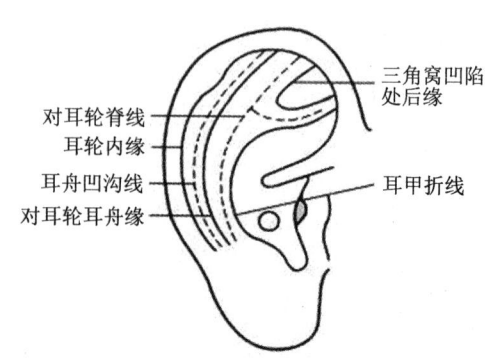

图2-74　耳郭基本标志线1

(15)耳垂前缘:即耳垂与面颊的分界线,是指沿耳垂前沟所作的直线。

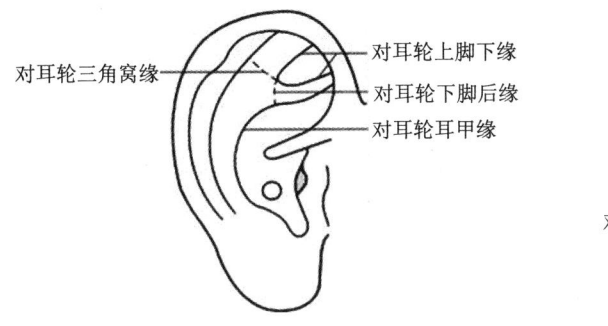

图 2-75　耳郭基本标志线 2

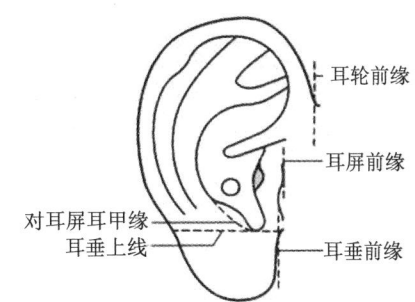

图 2-76　耳郭基本标志线 3

2.耳郭标志点线(图 2-77)

(1)A 点:在耳轮的内缘上,耳轮脚切迹至对耳轮下脚间中、上 1/3 交界处。

(2)D 点:在耳甲内,由耳轮脚消失处向后作一水平线与对耳轮耳甲缘相交点处。

(3)B 点:耳轮脚消失处至 D 点连线中、后 1/3 交界处。

(4)C 点:外耳道口后缘上 1/4 与下 3/4 交界处。

(5)AB 线:从 A 点向 B 点作一条与对耳轮耳甲艇缘弧度大体相仿的曲线。

(6)BC 线:从 B 点向 C 点作一条与耳轮脚下缘弧度大体相仿的曲线。

(7)BD 线:B 点与 D 点之间的连线。

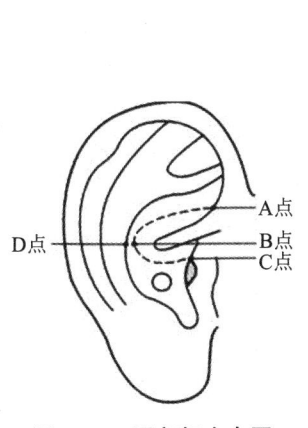

图 2-77　耳郭标志点图

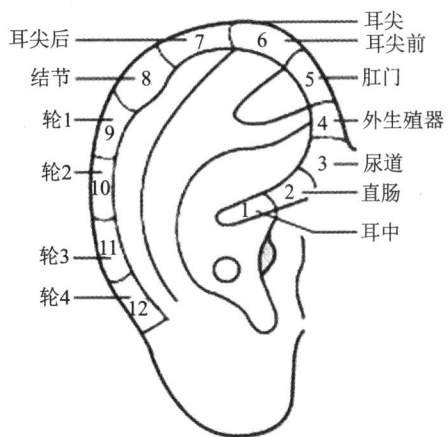

图 2-78　耳轮部分区与耳穴

3.耳轮部分区与耳穴(图 2-78)

(1)耳轮部总计分为 12 区共有 13 穴。

(2)耳轮脚为耳轮 1 区。

(3)耳轮脚切迹到对耳轮下脚上缘之间的耳轮分为三等分,自下而上依次为耳轮 2

区、耳轮 3 区、耳轮 4 区。

(4)对耳轮下脚上缘到对耳轮上脚前缘之间的耳轮为耳轮 5 区。

(5)对耳轮上脚前缘到耳尖之间的耳轮为耳轮 6 区。

(6)耳尖到耳轮结节上缘为耳轮 7 区。

(7)耳轮结节上缘到耳轮结节下缘为耳轮 8 区。

(8)耳轮结节下缘至轮垂切迹之间的耳轮分为 4 等分,自上而下依次为耳轮 9 区、耳轮 10 区、耳轮 11 区和耳轮 12 区。

4.耳舟部分区与耳穴(图 2-79)

(1)耳舟部总计分为 6 区,共有 6 穴。

(2)耳舟部自上而下依次分为 6 等分,分别为耳舟 1 区、2 区、3 区、4 区、5 区、6 区。

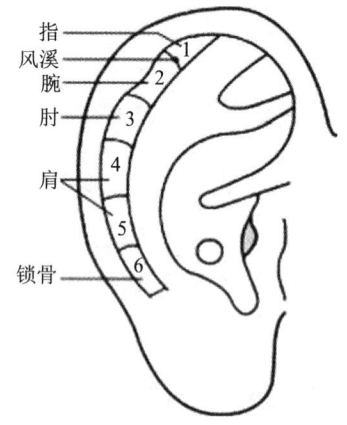

图 2-79　耳舟部分区与耳穴

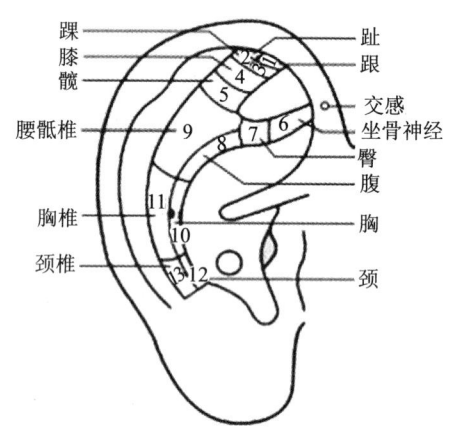

图 2-80　对耳轮部分区与耳穴

5.对耳轮部分区与耳穴(图 2-80)

(1)对耳轮部总计分为 13 区共有 14 穴。

(2)对耳轮上脚分为上、中、下 3 等分,下 1/3 为对耳轮 5 区,中 1/3 为对耳轮 4 区;再将上 1/3 分为上、下两等分,下 1/2 为对耳轮 3 区,再将上 1/2 分为前后两等分,后 1/2 为对耳轮 2 区,前 1/2 为对耳轮 1 区。

(3)对耳轮下脚分为前、中、后 3 等分,中、前 2/3 为对耳轮 6 区,后 1/3 为对耳轮 7 区。将对耳轮体从对耳轮上、下脚分叉处至轮屏切迹分为 5 等分,再沿对耳轮耳甲缘将对耳轮体分为前 1/4 和后 3/4 两部分,前上 2/5 为对耳轮 8 区,后上 2/5 为对耳轮 9 区,前中 2/5 为对耳轮 10 区,后中 2/5 为对耳轮 11 区,前下 1/5 为对耳轮 12 区,后下 1/5 为对耳轮 13 区。

6.三角窝部分区与耳穴(图 2-81)

(1)三角窝部总计分为 5 区共有 5 穴。

(2)将三角窝由耳轮内缘至对耳轮上、下脚分叉处分为前、中、后 3 等分,中 1/3 为三角窝3区;再将前1/3分为上、中、下3等分,上1/3为三角窝1区,中、下2/3为三角窝2区;再将后1/3分为上、下2等分,上1/2为三角窝4区,下1/2为三角窝5区。

7.耳屏部分区与耳穴(图2-82)

(1)耳屏部总计分为4区共有9穴。

(2)耳屏外侧面分为上、下2等分,上部为耳屏1区,下部为耳屏2区。将耳屏内侧面分上、下2等分,上部为耳屏3区,下部为耳屏4区。

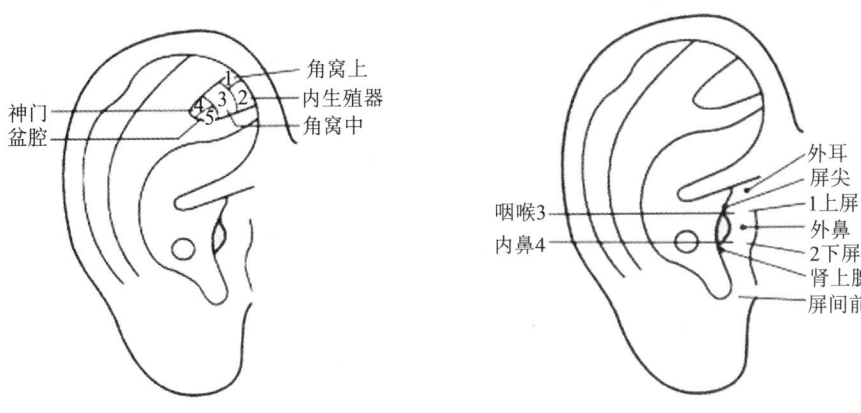

图2-81 三角窝部分区与耳穴　　　图2-82 耳屏部分区与耳穴

8.对耳屏部分区与耳穴(图2-83)

(1)对耳屏部总计分为4区共有8穴。

(2)由对屏尖及对屏尖至轮屏切迹连线之中点,分别向耳垂上线作两条垂线,将对耳屏外侧面及其后部分成前、中、后3区,前为对耳屏1区、中为对耳屏2区、后为对耳屏3区。对耳屏内侧面为对耳屏4区。

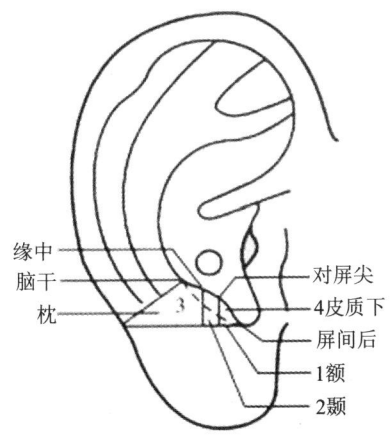

图2-83 对耳屏部分区与耳穴

9.耳甲部分区与耳穴(图 2-84、图 2-85)

(1)耳甲部总计分为 18 区共有 21 穴。

(2)将 BC 线前段与耳轮脚下缘间分成 3 等分,前 1/3 为耳甲 1 区,中 1/3 为耳甲 2 区,后 1/3 为耳甲 3 区。ABC 线前方,耳轮脚消失处为耳甲 4 区。将 AB 线前段与耳轮脚上缘及部分耳轮内缘间分成 3 等分,后 1/3 为 5 区,中 1/3 为 6 区,前 1/3 为 7 区。

(3)将对耳轮下脚下缘前、中 1/3 交界处与 A 点连线,该线前方的耳甲艇部为耳甲 8 区。将 AB 线前段与对耳轮下脚下缘间耳甲 8 区以后的部分,分为前、后 2 等分,前 1/2 为耳甲 9 区,后 1/2 为耳甲 10 区。在 AB 线后段上方的耳甲艇部,将耳甲 10 区后缘与 BD 线之间分成上、下 2 等分,上 1/2 为耳甲 11 区,下 1/2 为耳甲 12 区。由轮屏切迹至 B 点作连线,该线后方、BD 线下方的耳甲腔部为耳甲 13 区。以耳甲腔中央为圆心,圆心与 BC 线间距离的 1/2 为半径作圆,该圆形区域为耳甲 15 区。过 15 区最高点及最低点分别向外耳门后壁作两条切线,切线间为耳甲 16 区。15、16 区周围为耳甲 14 区。将外耳门的最低点与对耳屏耳甲缘中点相连,再将该线下的耳甲腔部分为上、下 2 等分,上 1/2 为耳甲 17 区,下 1/2 为耳甲 18 区。

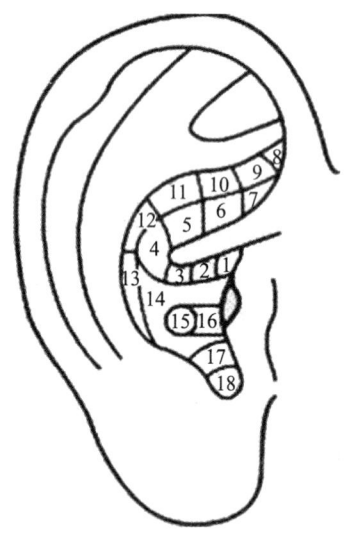

图 2-84　耳甲部分区与耳穴 1

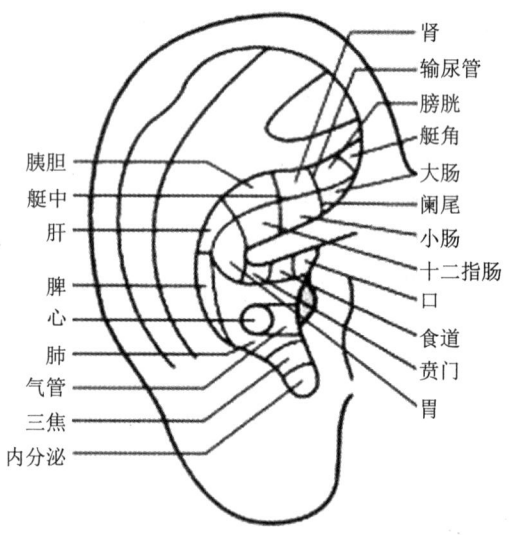

图 2-85　耳甲部分区与耳穴 2

10.耳垂部分区与耳穴(图 2-86)

(1)耳垂部总计分为 9 区共有 8 穴。

(2)在耳垂上线至耳垂下缘最低点之间画两条等距离平行线,于该平行线上引两条垂直等分线,将耳垂分为 9 个区,上部由前到后依次为耳垂 1 区、2 区、3 区;中部由前到后依次为耳垂 4 区、5 区、6 区;下部由前到后依次为耳垂 7 区、8 区、9 区。

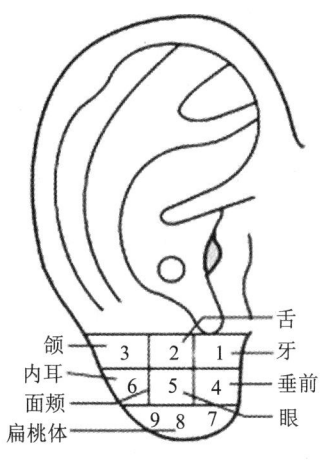

图 2-86 耳垂部分区与耳穴

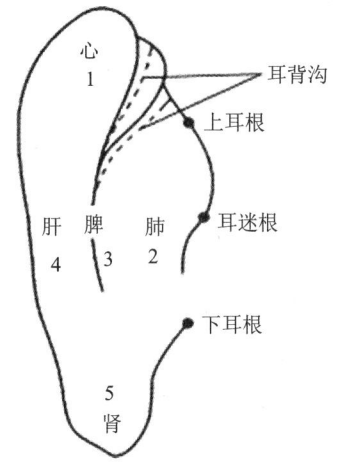

图 2-87 耳背及耳根部分区与耳穴

11.耳背及耳根部分区与耳穴(图 2-87)

(1)耳背及耳根部总计分为 5 区共有 9 穴。

(2)分别过对耳轮上、下脚分叉处耳背对应点和轮屏切迹耳背对应点作两条水平线,将耳背分为上、中、下 3 部,上部为耳背 1 区,下部为耳背 5 区,再将中部分为内、中、外 3 等分,内 1/3 为耳背 2 区,中 1/3 为耳背 3 区,外 1/3 为耳背 4 区。

(四)操作前准备

1.选穴 根据耳穴选穴原则或采用耳穴探测法进行选穴组方。

2.消毒 先用 2%碘附消毒耳穴,再用 75%乙醇消毒并脱碘,或用络合碘消毒。

(五)刺激方法

1.毫针刺法

(1)针具选择:选用 28~30 号粗细的 0.5~1 寸长的毫针。

(2)操作方法:进针时,押手固定耳郭,刺手持针速刺进针;针刺方向视耳穴所在部位灵活掌握,针刺深度宜 0.1~0.3 cm,以不穿透对侧皮肤为度;多用捻转、刮法或震颤法行针,刺激强度视患者病情、体质和敏感性等因素综合决定;得气以热、胀、痛,或局部充血红润多见;一般留针 15~30 分钟,可间歇行针 1~2 次。疼痛性或慢性疾病留针时间可适当延长;出针时,押手托住耳背,刺手持针速出,同时用消毒干棉球压迫针孔片刻。

(3)注意事项:同毫针刺法。

2.电针法

(1)针具选择:选用 28~30 号粗细的 0.5~1 寸长的毫针;G6805 型电针仪。

(2)操作方法:押手固定耳郭,刺手持针速刺进针;得气后连接电针仪,多选用疏密波、适宜强度,刺激15~20分钟;起针时,先取下导线,押手固定耳郭,刺手持针速出,并用消毒干棉球压迫针孔片刻。

(3)注意事项:同电针疗法。

3.埋针法

(1)针具选择:揿针型皮内针为宜。

(2)操作方法:押手固定耳郭并绷紧欲埋针处皮肤,刺手用镊子夹住皮内针柄,速刺(压)入所选穴位皮内,再用胶布固定并适度按压,可留置1~3天,期间可嘱患者每日自行按压2~3次;起针时轻轻撕下胶布即可将针一并取出,并再次消毒。两耳穴交替埋针,必要时双耳穴同用。

(3)注意事项:同皮内针疗法。

4.压籽法

(1)压籽选择:压籽又称压豆或埋豆,以王不留行、磁珠、磁片等为主,或油菜籽、小绿豆、莱菔子等,表面光滑、硬度适宜、直径在2 mm左右的球状物为宜,使用前用沸水烫洗后晒干备用。

(2)操作方法:将所选"压豆"贴于0.5 cm×0.5 cm大小的透气胶布中间,医师用镊子将其夹持,敷贴于所选耳穴并适当按揉,以耳穴发热、胀痛为宜;可留置2~4天,期间可嘱患者每日自行按压2~3次。

(3)注意事项:①使用中应防止胶布潮湿或污染,以免引起皮肤炎症;②个别患者胶布过敏,局部出现红色粟粒样丘疹并伴有痒感,宜改用他法;③孕妇选用本法时刺激宜轻,但有流产倾向者慎用;④使用医用磁片注意同磁疗法。

5.温灸法

(1)灸具选择:艾条、灸棒、灯芯草、线香等。

(2)操作方法:灯芯草灸,即医师手持灯芯草,前端露出1~2 cm,浸蘸香油后点燃,对准耳穴迅速点烫,每次1~2穴,两耳交替;艾条或灸棒灸、线香等灸法操作类似,即将艾条等物点燃后,距欲灸耳穴1~2 cm施灸,以局部红晕或热胀感为宜,持续施灸3~5分钟。

(3)注意事项:同灸法。

6.刺血法

(1)针具选择:三棱针、粗毫针。

(2)操作方法:针刺前在欲点刺部位的周围向中心处推揉,以使血液聚集;常规消毒后,押手固定耳郭,刺手持针点刺出血;一般点刺2~3穴,3~5次为一个疗程。

(3)注意事项:同三棱针刺法。

7.按摩法 操作方法:主要包括全耳按摩、手摩耳轮和提捏耳垂。全耳按摩,是用两手掌心依次按摩耳郭前后两侧至耳郭充血发热为止;手摩耳轮,是两手握空拳,以拇、示两指沿着外耳轮上下来回按摩至耳轮充血发热为止;提捏耳垂,是用两手由轻到重提捏耳垂,按摩时间以15~20分钟为宜,双耳充血发热为度。

8.割治法

(1)针具选择:手术刀片或手术刀。

(2)操作方法:在相应耳穴或曲张的血管处常规消毒后,押手固定耳郭,刺手持手术刀片或手术刀进行轻微的切割,以局部出血为度,最后用消毒干棉球压迫割治部位片刻;一般割治2~3穴,3~5次为1个疗程。

(3)注意事项:同三棱针刺法。

9.穴位注射法

(1)针具选择:1 mL注射器和26号注射针头。

(2)操作方法:在所选耳穴处常规消毒后,押手固定耳郭,刺手持注射器将按照病情所选用的药物缓慢推入耳穴皮内或皮下0.1~0.3 mL,耳郭可有红、热、胀、痛等反应;注射完毕用消毒干棉球压迫局部片刻,一般注射2~3穴,3~5次为1个疗程。

(3)注意事项:同穴位注射法。

五、注意事项

除遵循针灸施术的注意事项外,运用耳针还应注意以下几点。

1.严格消毒,防止感染;埋针法不宜留置过久。

2.耳穴多左右两侧交替使用。

3.耳针治疗亦可发生晕针,应注意预防并及时处理。

4.有习惯性流产史的孕妇应禁针。

5.患有严重器质性病变和伴有高度贫血者不宜针刺,对年老体弱的高血压患者不宜行强刺激。

6.凝血机制障碍患者禁用耳穴刺血法。

7.脓肿、溃破、冻疮局部的耳穴禁用耳针。

8.耳穴压丸、耳穴埋针留置期间应防止胶布过敏、脱落或污染等情况的发生。

9.对运动障碍性疾病,结合运动针法有助于提高疗效。

10.耳穴放血割治时,医师应尽量避免接触患者血液。

六、复习思考

1.耳针的适应范围有哪些?

2.耳针的选穴组方原则是什么?

3.小孝同学的体重严重超标,他一直尝试各种方法减肥,但总是不能坚持下来。今天,小孝同学听针灸推拿教研室的老师说,耳针可以减肥,他很感兴趣,想通过耳针进行减肥。耳针操作复杂吗?在操作过程中,有哪些注意事项呢?

第三部分

针灸治疗

常见内科病证的针灸治疗

一、目的要求

1. 掌握常见内科病证针灸治疗取穴、操作。
2. 熟悉常见内科病证辨证要点。
3. 了解常见内科病证的其他治疗方法。

二、实训教具

针灸模型人、75%酒精棉球、消毒干棉球、2%碘附、镊子、毫针、G6805型电针仪、揿针型皮内针、艾条、三棱针、手术刀片、1 mL注射器和26号注射针头。

三、实训步骤

1. 教师讲解。
2. 教师示教。
3. 同学练习,教师巡回指导。
4. 教师总结,指导同学现场取穴、操作。

四、实训内容

(一) 头痛

1. **辨证要点** 头痛常与外感风邪以及情志、饮食、体虚久病等因素有关。病位在头,与肝、脾、肾关系密切。头为诸阳之会,所有阳经都循行到头,足厥阴肝经上行到颠顶,故头痛与手足三阳经、足厥阴经、督脉密切相关。各种外邪或内伤因素导致头部经络功能失常,气血失调,头部脉络不通或脑窍失养均可导致头痛的发生。头痛以实证多见,也有虚证或虚实夹杂之证。

根据疼痛部位进行经络辨证:枕部痛或下连于项者为太阳头痛;额痛或兼眉棱、鼻根部痛者为阳明头痛;两侧头部疼痛者为少阳头痛;颠顶痛或连于目系者为厥阴头痛。本病又可以分为外感头痛和内伤头痛。

(1)外感头痛。

主症:头痛较急,痛无休止,外感表证明显。

若头痛连及项背,兼恶风畏寒,苔薄白,脉浮紧者为风寒头痛;头痛而胀,兼发热,苔黄,脉浮数者为风热头痛;头痛如裹,兼肢体困重,苔白腻,脉濡者为风湿头痛。

(2)内伤头痛。

主症:头痛反复发作,时轻时重,常伴头晕,遇劳或情志刺激而发作、加重。

若头胀痛、跳痛、掣痛或两侧、颠顶作痛,兼心烦易怒、口苦、脉弦者为肝阳上亢头痛;头痛昏蒙,兼胸闷脘胀,苔白腻,脉滑者为痰浊头痛;头痛迁延日久,或头部有外伤史,痛处固定不移,舌紫暗,脉细涩者为瘀血头痛;头空痛、昏痛,兼神疲无力,面色不华,舌淡苔白,脉细弱者为血虚头痛。

2.基本治疗

(1)治法:调和气血,通络止痛。根据头痛部位循经取穴和取阿是穴为主。

(2)主穴:百会、太阳、风池、阿是穴、合谷。

(3)配穴:太阳头痛配天柱、后溪、昆仑;阳明头痛配印堂、内庭;少阳头痛配率谷、外关、足临泣;厥阴头痛配四神聪、太冲、内关。风寒头痛配风门、列缺;风热头痛配曲池、大椎;风湿头痛配头维、阴陵泉;肝阳上亢头痛配太溪、太冲;痰浊头痛配中脘、丰隆;瘀血头痛配血海、膈俞;血虚头痛配脾俞、足三里。

(4)刺灸方法:毫针虚补实泻法。寒证加灸;瘀血头痛可在阿是穴点刺出血。头痛剧烈者,阿是穴可采用强刺激和久留针。

3.其他治疗

(1)耳针法:取皮质下、额、枕、神门、肝,每次选2~3穴,毫针刺或用埋针法、压丸法。顽固性头痛可在耳背静脉点刺出血。

(2)皮肤针法:取太阳、印堂、阿是穴,中、重度叩刺,使之明显潮红或少量出血。适用于外感头痛、瘀血头痛。

(3)穴位注射法:取风池穴,用1%利多卡因或维生素B注射液,每穴注射0.5~1.0 mL,每日或隔日1次。适用于顽固性头痛。

(二)面痛

1.辨证要点

(1)本病病位在面部,与手、足三阳经密切相关。外感邪气、情志内伤、久病或外伤成瘀等,均可导致面部经络气血瘀阻,经脉不通,从而产生面瘫。面瘫以实证为多见,亦有虚实夹杂之证。

(2)主症:面部突然发作疼痛,呈闪电样、刀割样、针刺样、电灼样剧烈疼痛,痛时可引起面部肌肉抽搐,多伴有面部潮红、流泪、流涎、流涕等,常因说话、吞咽、刷牙、洗脸、冷刺激、情绪变化等诱发。一般持续数秒至数分钟。发作次数不定,间歇期无症状。疼痛以面颊、上下颌和舌部最明显,轻触鼻翼、颊部和舌可以诱发,称为扳机点。

(3)根据疼痛部位进行经络辨证:眼部痛为三叉神经第1支即眼支痛,主要属足太阳经病证;上颌部痛为三叉神经第2支即上颌支痛,下颌部痛为三叉神经第3支即下颌支痛,上颌、下颌部痛主要属手足阳明和手太阳经病证。

(4)兼遇寒则甚,舌淡,苔白,脉浮紧者为外感风寒;兼痛处有灼热感,舌红,苔薄黄,脉浮数者为外感风热;兼有外伤史,或病程日久,痛点多固定不移,舌暗或有瘀斑,脉细涩者为气血瘀滞;兼烦躁易怒,口渴便秘,舌红,苔黄,脉数者为肝胃郁热;兼形体消瘦,颧红,脉细数无力者为阴虚阳亢。

2.基本治疗

(1)治法:疏通经络,祛风止痛。取手足阳明和足太阳经穴为主。

(2)主穴:攒竹、四白、下关、地仓、合谷、太冲、内庭。

(3)配穴:眼部疼痛配丝竹空、阳白、外关;上颌支痛配颧髎、迎香;下颌支痛配承浆、颊车、翳风。外感风寒配风池、列缺;外感风热配曲池、外关;气血瘀滞配内关、三阴交;肝胃郁热配行间、内庭;阴虚阳亢配风池、太溪。

(4)刺灸方法:毫针泻法。针刺时宜先取远端穴,重刺激。面部腧穴在急性期宜轻刺。风寒证可酌情加灸。

3.其他治疗

(1)皮内针法:在面部寻找扳机点,将撤针刺入,外以胶布固定。

(2)耳针法:取面颊、额、颌、神门。毫针刺或用埋针法或压丸法。

(3)刺络拔罐法:取颧髎、地仓、颊车,用三棱针点刺后留罐。

(三)腰痛

1.辨证要点

(1)腰痛的病位在腰部,腰为肾之府,肾经贯脊属肾,膀胱经夹脊络肾,督脉并于脊里,故本病与肾及足太阳膀胱经、督脉等关系密切。感受外邪、跌仆损伤、年老体衰、劳欲太过等因素导致腰部经络气血阻滞,或经络失于温煦、濡养,均可致腰痛。本病有虚证、实证、虚实夹杂之证。

(2)根据疼痛部位进行经络辨证:疼痛在腰脊中部者为督脉病证,疼痛在腰脊两侧者为足太阳经证。

(3)腰部冷痛重着,或拘挛不可俯仰,有明显腰部受寒史者为寒湿腰痛;腰部刺痛,痛有定处,腰部有明显损伤或陈伤史者为瘀血腰痛;腰痛起病缓慢,隐隐作痛,反复发作者为肾虚腰痛。

2.基本治疗

(1)治法:通经止痛。取局部阿是穴及足太阳经穴为主。

(2)主穴:大肠俞、阿是穴、委中。

(3)配穴:督脉病证配后溪;足太阳经证配申脉;腰椎病变配腰夹脊。寒湿腰痛配命门、腰阳关;瘀血腰痛配膈俞、次髎;肾虚腰痛配肾俞、太溪。

(4)刺灸方法:毫针虚补实泻法。寒湿腰痛或肾虚腰痛加灸法;瘀血腰痛阿是穴用刺络拔罐;痛势较急者委中点刺放血。

3.其他治疗

(1)耳针法:取腰骶椎、肾、膀胱、神门,每次选2~3穴,毫针刺或用埋针法、压丸法。施治过程中同时活动腰部。

(2)刺络拔罐法:取阿是穴,用于瘀血腰痛或寒湿腰痛。

(3)穴位注射法:取阿是穴,选地塞米松注射液 5 mL 和普鲁卡因注射液 2 mL 混合液,每穴注射 0.5~1.0 mL,2~3 日 1 次。

(四)痹证

1.辨证要点

(1)本病常与外感风、寒、湿、热等邪气及人体正气不足等因素有关。本病病位在肉、筋、骨。外邪侵入机体,痹阻关节肌肉经络,气血运行不畅,则导致痹证。根据病邪偏胜和症状特点,可分为行痹(风痹)、痛痹(寒痹)、着痹(湿痹)等。痹证以实证多见。

(2)主症:关节肌肉疼痛,屈伸不利。

(3)若痛无定处,舌质淡,苔薄白,脉浮者为行痹;疼痛剧烈,痛有定处,遇寒痛剧,苔薄白,脉弦紧者为痛痹;疼痛重着,或肿胀麻木,苔白腻,脉濡缓者为着痹;红肿热痛,舌红,苔黄燥,脉滑数者为热痹。

2.基本治疗

(1)治法:通络止痛。以局部穴位为主,配合循经取穴及辨证选穴。

(2)主穴:阿是穴、局部经穴。

(3)配穴:行痹配膈俞、血海;痛痹配肾俞、关元;着痹配阴陵泉、足三里;热痹配大椎、曲池。另可根据疼痛的部位循经配穴。

(4)刺灸方法:毫针泻法或平补平泻。痛痹、着痹者加灸法。热痹者大椎、曲池可点刺放血,局部腧穴可加拔罐法。

3.其他治疗

(1)皮肤针法:取阿是穴,中、重度叩刺,使少量出血。

(2)拔罐法:取阿是穴,行闪罐法拔至皮肤潮红;或用留罐法,每次留罐10分钟,隔日治疗1次。

(3)穴位注射法:取阿是穴、局部经穴,用1%的利多卡因、维生素 B_{12} 注射液或当归注射液等,每穴注射 0.5~1.0 mL,每日或隔日1次。适用于顽固性疼痛。

(五) 坐骨神经痛

1.辨证要点

(1) 坐骨神经痛病位主要在足太阳、足少阳经脉和经筋。其发生与感受外邪、跌仆损伤等有关。感受风寒湿邪或湿热下注,痹阻经脉,腰部跌仆闪挫,损伤筋脉,均可导致经络不通,气血瘀滞而发生本病。本病以实证为主,也有虚证及虚实夹杂之证。

(2) 主症:腰或臀、大腿后侧、小腿后外侧及足外侧的放射样、电击样、烧灼样疼痛。腰部病变使神经根受压迫或刺激引起者为根性坐骨神经痛;坐骨神经干受压迫或刺激引起者为干性坐骨神经痛。

(3) 根据疼痛部位进行经络辨证:疼痛以下肢后侧为主者,为足太阳经证;以下肢外侧为主者,为足少阳经证。

(4) 腰腿冷痛重着,遇冷加重,舌质淡,苔白滑,脉沉迟者为寒湿证;腰腿疼痛剧烈,痛处固定不移,有外伤史,舌质紫暗,脉涩者为瘀血阻络证;痛势隐隐,喜揉喜按,舌淡,脉细者为气血不足证。

2.基本治疗

(1) 治法:通经止痛。循经取足太阳、足少阳经穴为主。

(2) 主穴:①足太阳经证:腰夹脊、秩边、委中、承山、昆仑。②足少阳经证:腰夹脊、环跳、阳陵泉、悬钟、丘墟。

(3) 配穴:寒湿证配命门、腰阳关;瘀血阻络证配血海、阿是穴;气血不足证配足三里、三阴交。

(4) 刺灸方法:毫针虚补实泻法。秩边、环跳以针感沿腰腿部足太阳、足少阳经向下传导为佳,但不宜多次重复。

(六) 中风

1.辨证要点　中风的发生与多种因素有关,风、火、痰、瘀为主要病因。病位在脑,与心、肝、脾、肾关系密切。本病多在内伤积损的基础上,复因情志不遂、烦劳过度、饮食不节、外邪侵袭等因素,导致脏腑阴阳失调,气血逆乱,上扰清窍,窍闭神匿,神不导气所致。病性为本虚标实,上盛下虚。肝肾阴虚,气血虚弱为致病之本,风、火、痰、瘀为致病之标。

(1) 中经络。

主症:意识清楚,半身不遂,口角㖞斜,语言不利。

兼见面红目赤,眩晕头痛,口苦,舌红或绛,苔黄,脉弦有力者为肝阳暴亢;兼肢体麻木或手足拘急,头晕目眩,苔腻,脉弦滑者为风痰阻络;兼口黏痰多,腹胀便秘,舌红,苔黄腻或灰黑,脉弦滑大者为痰热腑实;兼肢体软弱,偏身麻木,面色淡白,气短乏力,舌暗,苔白腻,脉细涩者为气虚血瘀;兼肢体麻木,手足拘挛,眩晕耳鸣,舌红,苔少,脉细数者为阴虚风动。

(2)中脏腑。

主症:突然昏仆,不省人事,或神志恍惚、嗜睡,兼见半身不遂,口角㖞斜。

若见神昏,牙关紧闭,口噤不开,两手握固,肢体强痉,大小便闭者为闭证;昏聩无知,目合口开,四肢瘫软,手撒肢冷,汗多,二便自遗,脉微细欲绝者为脱证。

2.基本治疗

(1)中经络。

1)治法:疏通经络,醒脑调神。取督脉、手厥阴及足太阴经穴为主。

2)主穴:水沟、内关、三阴交、极泉、尺泽、委中。

3)配穴:肝阳暴亢配太冲、太溪;风痰阻络配丰隆、合谷;痰热腑实配曲池、内庭、丰隆;气虚血瘀配气海、血海、足三里;阴虚风动配太溪、风池。上肢不遂配肩髃、曲池、手三里、合谷;下肢不遂配环跳、风市、阳陵泉、足三里、悬钟、太冲。病侧肢体屈曲拘挛者,肘部配曲泽、腕部配大陵、膝部配曲泉、踝部配太溪;足内翻配丘墟透照海;足外翻配太溪、中封;足下垂配解溪。口角㖞斜配地仓、颊车、合谷、太冲;语言蹇涩配廉泉、通里、哑门;吞咽困难配廉泉、金津、玉液。复视配风池、睛明;便秘配天枢、丰隆;尿失禁、尿潴留配中极、关元。

4)刺灸方法:水沟向上方斜刺,用雀啄法,以眼球湿润为度;内关用泻法;三阴交用补法;刺极泉时,在标准定位下1寸心经上取穴,避开动脉,直刺进针,用提插泻法,以患者上肢有麻胀感和抽动感为度;尺泽、委中直刺,用提插泻法使肢体有抽动感。

(2)中脏腑。

1)治法:闭证,平肝息风,醒脑开窍,取督脉、手厥阴和十二井穴为主;脱证,回阳固脱。以任脉经穴为主。

2)主穴:①闭证:水沟、十二井、太冲、丰隆、劳宫。②脱证:关元、神阙。

3)刺灸方法:十二井穴用三棱针点刺出血;太冲、丰隆、劳宫用泻法;神阙用隔盐灸,关元用大艾炷灸,至四肢转温为止。

3.其他治疗

(1)头针法:取顶颞前斜线、顶颞后斜线、顶旁1线及顶旁2线,快速捻转2~3分钟,每次留针30分钟,留针期间反复捻转2~3次,行针时嘱患者活动患侧肢体。此法适用于半身不遂早期。

(2)电针法:在患侧上下肢各选一组穴位,采用断续波或疏密波,以肌肉微颤为度,每次通电20~30分钟。此法适用于半身不遂患者。

(七) 眩晕

1.辨证要点

(1)本病的发生多与忧郁恼怒、恣食厚味、劳伤过度、跌仆损伤等因素有关。病位在脑,与肝、脾、肾相关。基本病机不外虚实两端,虚证为髓海不足或气血虚弱,清窍失养;实证多与气、血、痰、瘀扰乱清窍有关。

(2)主症:头晕目眩,视物旋转。轻者如坐车船,飘摇不定,闭目少顷即可复常;重者两眼昏花缭乱,视物不明,旋摇不止,难以站立,昏昏欲倒,甚则跌仆。

(3)兼见面红目赤,目胀耳鸣,烦躁易怒,舌红,苔黄,脉弦数者为肝阳上亢;兼头重如裹,视物旋转,舌淡,苔白腻,脉弦滑者为痰湿中阻;兼目眩,面白或萎黄,神倦乏力,舌淡,苔薄白,脉弱者为气血两虚;眩晕久作不已,兼少寐健忘,耳鸣,腰酸膝软,舌红,脉弦细者为肾精不足。

2.基本治疗

(1)实证。

1)治法:平肝潜阳,化痰定眩。取足少阳、足厥阴经穴及督脉穴为主。

2)主穴:百会、风池、太冲、内关。

3)配穴:肝阳上亢配行间、侠溪、太溪;痰湿中阻配头维、中脘、丰隆。

4)刺灸方法:毫针泻法。

(2)虚证。

1)治法:益气养血,填精定眩。以督脉穴和相应背俞穴为主。

2)主穴:百会、风池、肝俞、肾俞、足三里。

3)配穴:气血两虚配气海、脾俞、胃俞;肾精不足配太溪、悬钟、三阴交。

4)刺灸方法:百会、风池用平补平泻法,余穴用补法,可灸。

3.其他治疗

(1)头针法:取顶中线、枕下旁线,用毫针沿头皮刺入,快速捻转,留针30分钟。

(2)耳针法:取肾上腺、皮质下、枕、神门、额、内耳,每次取3~5穴,毫针刺或用压丸法。

(3)三棱针法:取印堂、太阳、头维、百会等穴,用三棱针点刺出血数滴。适用于眩晕实证者。

(八) 面瘫

1.辨证要点

(1)本病的发生多与正气不足,脉络空虚,风寒或风热之邪乘虚而入等因素有关。病位在面部,与太阳、阳明经筋有关。手足阳经均上行头面部,当邪气阻滞面部经络,尤其是手太阳和足阳明经筋功能失调,可导致面瘫的发生。

(2)主症:以口眼㖞斜为特点。通常急性发作,常在睡眠醒来时发现一侧面部肌肉板滞、麻木、瘫痪,额纹消失、眼裂变大、露睛流泪、鼻唇沟变浅、口角下垂歪向健侧,病侧不能皱眉、蹙额、闭目、露齿、鼓颊;部分患者初起时有耳后疼痛,还可出现患侧舌前2/3味觉减退或消失、听觉过敏等症状。部分患者病程迁延日久,可因瘫痪肌肉出现挛缩,口角反牵向患侧,甚则出现面肌痉挛,形成"倒错"现象。

(3)若发病初期,面部有受凉史,舌淡,苔薄白,脉浮紧者为风寒外袭;发病初期,继发于风热感冒或其他头面部炎症性、病毒性疾病,舌红,苔薄黄,脉浮数者为风热侵袭;恢复期或病程较长者,兼见肢体困倦无力,舌淡,苔白,脉沉细者为气血不足。

2.基本治疗

(1)治法:祛风通络,疏调经筋。取局部穴、手足阳明经穴为主。

(2)主穴:攒竹、阳白、四白、颧髎、颊车、地仓、合谷、太冲。

(3)配穴:风寒外袭配风池、风府;风热侵袭配外关、关冲;气血不足配足三里、气海。眼睑闭合不全配鱼腰、丝竹空、申脉;鼻唇沟变浅配迎香;人中沟歪斜配水沟;颏唇沟歪斜配承浆;乳突部疼痛配翳风;舌麻、味觉减退配廉泉。

(4)刺灸方法:面部腧穴均行平补平泻法,恢复期可加灸法。发病初期,面部腧穴取穴宜少,针刺宜浅,手法宜轻;肢体远端腧穴行泻法且手法宜重;恢复期,足三里行补法,合谷、太冲行平补平泻法。

3.其他治疗

(1)皮肤针法:取阳白、颧髎、地仓、颊车,轻叩,以局部潮红为度,每日或隔日1次。适用于恢复期。

(2)电针法:取太阳、阳白、地仓、颊车。断续波,刺激10~20分钟,强度以患者面部肌肉微见跳动而能耐受为度。适用于面瘫中、后期。

(3)刺络拔罐法:取阳白、颧髎、地仓、颊车。用皮肤针叩刺或三棱针点刺出血后加拔火罐。适用于恢复期。

(九)痿证

1.辨证要点

(1)痿证常与感受外邪、饮食不节、久病房劳、跌仆损伤、药物损伤等因素有关。痿证病位在筋脉肌肉,与肺、脾、肝、肾有关。感受外邪或相关脏腑受损,均可使筋脉失于濡润,肌肉弛纵不收而成痿证。痿证以虚证为主,或本虚标实。

(2)主症:肢体软弱无力,筋脉弛缓,甚则肌肉萎缩或瘫痪。

(3)若见发热多汗,热退后突然出现肢体软弱无力,舌红,苔黄,脉细数者为肺热津伤;肢体逐渐痿软无力,下肢为重,兼麻木不仁,舌红,苔黄腻,脉濡数者为湿热浸淫;肢体痿软无力日久,食少纳呆,腹胀便溏,面浮不华,舌淡,苔白,脉细缓者为脾胃虚弱;肢体痿软失用,肌肉萎缩,兼腰膝酸软,舌红,少苔,脉细数者为肝肾亏虚。

(4)治法:祛邪通络,濡养筋脉。以手足阳明经穴和夹脊穴为主。

1)主穴:①上肢:肩髃、曲池、外关、合谷、颈、胸段夹脊穴。②下肢:髀关、足三里、阳陵泉、悬钟、三阴交、解溪、腰部夹脊穴。

2)配穴:肺热津伤配尺泽、大椎;湿热浸淫配阴陵泉、内庭;脾胃虚弱配脾俞、胃俞;肝肾亏虚配肝俞、肾俞。

(5)刺灸方法:毫针刺,按虚补实泻法常规操作;尺泽可点刺出血。

3.其他治疗

(1)皮肤针法:沿患肢阳明经及相应夹脊穴反复叩刺,以微出血为度,隔日1次。

(2)电针法:在瘫痪肌肉处选取穴位。针刺后加电针仪,以患者能耐受为度,每次20分钟。

(3)穴位注射法:取肩髃、曲池、外关、合谷、足三里、阳陵泉、悬钟、三阴交。每次2~4穴。选用维生素B_1或维生素B_{12}注射液,每穴注入0.5~1.0 mL,隔日1次。

(十)痫病

1.辨证要点

痫病常因情志失调、禀赋不足、饮食不节、脑络瘀阻而发病。病位在脑,与肝、心、脾、肾功能失调有关。各种外因与内伤因素导致风、痰、火、瘀蒙蔽清窍,扰乱神明均可发病。本病发作期多实,或实中夹虚;间歇期多虚,或虚中夹实。

(1)发作期:①大发作:发作前常有眩晕头痛、胸闷不舒、神疲乏力等先兆,旋即突然昏仆,不省人事,两目上视,牙关紧闭,四肢抽搐,口吐白沫,或发怪叫,二便自遗,发作后平复如常人。②小发作:动作突然中断,手中物件落地,头部低垂,两目瞪视,呼之不应,数秒至数分钟后即可恢复。

(2)间歇期:兼急躁易怒,咳痰不爽,舌红,苔黄腻,脉弦滑而数者为痰火扰神;兼胸闷,痰多,舌淡,苔白腻,脉弦滑者为风痰闭阻;兼头部刺痛,或有脑部外伤史,舌质紫暗,脉涩者为瘀阻脑络;兼神疲乏力、面色苍白,舌淡,苔白腻,脉沉弱者为心脾两虚;兼神志恍惚,两目干涩,腰膝酸软,舌红,苔薄黄,脉细数者为肝肾阴虚。

2.基本治疗

(1)发作期。

1)治法:醒脑开窍。以督脉、手厥阴经穴为主。

2)主穴:水沟、百会、后溪、内关、涌泉。

3)刺灸方法:用毫针泻法,水沟宜强刺激。

(2)间歇期。

1)治法:化痰息风,理气通络。取任脉及手足厥阴经穴为主。

2)主穴:印堂、鸠尾、间使、太冲、丰隆、腰奇。

3)配穴:痰火扰神配神门、行间、内庭;风痰闭阻配合谷、风池、阴陵泉;瘀阻脑络配膈俞、内关、血海;心脾两虚配心俞、脾俞、足三里;肝肾阴虚配肝俞、肾俞、三阴交。

4)刺灸方法:太冲、丰隆行泻法,其余主穴行平补平泻法。

3.其他治疗

(1)耳针法:取心、肝、皮质下、神门,毫针刺,或埋针法,或压丸法。

(2)穴位注射法:取足三里、内关、大椎、风池,每次选用2穴,用维生素 B_1 注射液,或维生素 B_{12} 注射液,或当归注射液,每穴注入 0.5 mL。

(十一) 不寐

1.辨证要点

(1)不寐常与饮食不节、情志失调、劳逸失度、病后体虚等因素有关。病位在心,与肝、脾、肾等脏腑功能失调密切相关。各种情志刺激及内伤因素导致火、痰等病理产物存留于体内,影响于心,使心神失养或心神被扰,心神不安;阴跷脉、阳跷脉功能失于平衡,而出现不寐。不寐以虚实夹杂之证多见。

(2)主症:经常不能获得正常睡眠。轻者入寐困难或寐而易醒,醒后不寐;重者彻夜难眠。

(3)兼多梦易醒,心悸健忘,舌淡,苔薄白,脉细弱者为心脾两虚;心烦不寐,或时寐时醒,手足心热,颧红潮热,舌红苔少,脉细数者为心肾不交;夜寐多梦,易惊善恐,舌淡,苔薄,脉弦细者为心胆气虚;难以入睡,急躁易怒,舌红,苔黄,脉弦数者为肝火扰神;眠而不安,胸闷脘痞,舌红,苔黄腻,脉滑数者为脾胃不和。

2.基本治疗

(1)治法:舒脑宁心,安神利眠。取督脉、手少阴、足太阴经穴及八脉交会穴为主。

(2)主穴:百会、安眠、神门、三阴交、照海、申脉。

(3)配穴:心脾两虚配心俞、脾俞;心肾不交配太溪、肾俞;心胆气虚配心俞、胆俞;肝火扰神配行间、侠溪;脾胃不和配足三里、内关。噩梦多配厉兑、隐白;头晕配风池、悬钟;重症不寐配夹脊、四神聪。

(4)刺灸方法:毫针平补平泻,照海用补法,申脉用泻法。配穴则虚补实泻,心胆气虚者可配合灸法。

3.其他治疗

(1)耳针法:取神门、皮质下、心、肾、肝。毫针刺或用埋针法、压丸法。

(2)皮肤针法:自项至腰部的督脉和足太阳膀胱经背部第一侧线,用皮肤针叩刺至皮肤潮红即可。

(3)拔罐法:自项至腰部沿足太阳膀胱经来回走罐,以潮红为度。

(十二)郁证

1.辨证要点

(1)郁证多与情志不舒、思虑过度、饮食不节等因素有关。病位在肝,可涉及心、脾、肾。肝气郁结,郁火、痰湿、神乱均可致气机郁滞,心神被扰,或心神失养而出现郁证。病久则心脾两虚,或肝肾不足。郁证以实证为多见,也可由实转虚。

(2)主症:精神抑郁善忧,情绪不宁或易怒易哭。

(3)兼胸胁胀痛,舌苔薄白,脉弦者为肝气郁结;兼急躁易怒,口干而苦,舌红,苔黄,脉弦数者为气郁化火;兼咽中如有物梗塞,舌苔白腻,脉弦滑者为痰气郁结;精神恍惚,多疑易惊,悲忧善哭,舌淡,脉弦者为心神惑乱;多思善疑,失眠健忘,神疲纳差,舌淡苔薄,脉细者为心脾两虚;情绪不宁,五心烦热,两目干涩,舌红,少苔,脉细数者为肝肾阴虚。

2.基本治疗

(1)治法:调神解郁,疏利气机。取督脉、手足厥阴、手少阴经穴为主。

(2)主穴:百会、印堂、水沟、内关、神门、太冲。

(3)配穴:肝气郁结配膻中、期门;气郁化火配行间、侠溪;痰气郁结配丰隆、阴陵泉、天突;心神惑乱配通里、心俞、三阴交;心脾两虚配心俞、脾俞、足三里、三阴交;肝肾阴虚配肝俞、肾俞、太溪、三阴交。咽部异物哽塞感明显者配天突、照海。

(4)刺灸方法:水沟行泻法,其余主穴行平补平泻法。

3.其他治疗

(1)耳针法:取肝、心、神门、交感,毫针刺或用埋针法、压丸法。

(2)电针法:取百会、印堂、内关、神门、太冲,用连续波。

(3)穴位注射法:取心俞、内关,用丹参注射液,每穴0.3~0.5 mL。

(十三)痴呆

1.辨证要点

(1)痴呆常与老年精气亏虚、情志失调、外伤及中毒有关。病位在脑,与肝、心、脾、肾等脏腑功能失常关系密切。由于禀赋不足或年事渐高,脏腑功能逐渐低下,瘀血、痰湿瘀阻脑络或气血、脑髓不足,脑窍失养,最终导致神明失用而发生痴呆。

(2)主症:呆傻愚笨。轻者神情淡漠,寡言少语,反应迟钝,记忆减退等;重者神情呆滞,言辞颠倒,行为怪僻,记忆障碍,智力衰退,生活不能自理等。

(3)兼头晕耳鸣,腰酸骨软,舌质红,苔薄白,脉沉细者为肝肾亏虚;兼步态不稳,面色淡白,气短乏力,舌淡,苔白,脉细弱无力为气血不足;兼脘腹胀满,倦怠思卧,舌质淡,苔白腻者为痰浊蒙窍;兼善惊易恐,肌肤甲错,或肢体麻木不遂,舌质紫暗,脉细涩者为瘀血阻络。

2.基本治疗

(1)治法:醒脑调神,充髓益智。取督脉、手厥阴、足少阴经穴为主。

(2)主穴:百会、印堂、四神聪、内关、太溪、悬钟。
(3)配穴:肝肾亏虚配肝俞、肾俞;气血不足配足三里、气海、血海;痰浊蒙窍配丰隆、中脘;瘀血阻络配膈俞、太冲。
(4)刺灸方法:太溪、悬钟行补法,其余主穴平补平泻。

3.其他治疗
(1)耳针法:取皮质下、枕、心、肝、肾、神门,毫针刺或用埋针法、压丸法。
(2)头针法:取额中线、顶中线、顶颞前斜线、顶颞后斜线,毫针行较强捻转刺激,或配合使用电针。

(十四)心悸

1.辨证要点
(1)心悸多与体虚劳倦、七情所伤、感受外邪、药食不当等因素有关。病位在心,与肝、脾、肾功能失调密切相关。七情刺激、素体胆怯及脏腑功能失常均可内犯于心,进而导致心神失养,或心神受扰而发病。心悸以虚证为多见,也可见虚实夹杂之证。
(2)主症:自觉心中悸动,惊惕不安,甚则不能自主。
(3)若因惊恐而发,兼气短自汗,少寐多梦,舌淡,苔薄,脉细弦者为心胆虚怯;兼失眠健忘,头晕乏力,舌淡,苔薄白,脉弱无力者为心脾两虚;兼少寐多梦,五心烦热,舌红少苔,脉细数者为阴虚火旺;兼胸闷,动则气短,咳吐痰涎,面浮足肿,舌淡,苔白滑,脉沉细者为水气凌心;兼心痛阵发,唇甲青紫,舌质紫暗,或有瘀斑,脉细涩或结代者为心脉瘀阻。

2.基本治疗
(1)治法:宁心安神,定悸止惊。取手少阴、手厥阴经穴及相应脏腑俞募穴为主。
(2)主穴:内关、神门、郄门、心俞、巨阙。
(3)配穴:心胆虚怯配胆俞;心脾两虚配脾俞、足三里;阴虚火旺配太溪、肾俞;水气凌心配气海、阴陵泉;心脉瘀阻配膻中、膈俞。
(4)刺灸方法:毫针平补平泻。心脉瘀阻者膈俞可用刺络拔罐。

3.其他治疗
(1)耳针法:取心、交感、神门、皮质下。毫针刺或用埋针法、压丸法。
(2)穴位注射法:取心俞、厥阴俞、内关、膻中。用维生素 B_1 或 B_{12} 注射液,每次选用 1~2 穴,每穴注射 0.5 mL,隔日 1 次。
(3)皮肤针法:取心俞、厥阴俞、巨阙、内关、膻中。叩至局部出现红晕略有出血点为度。

(十五)感冒

1.辨证要点
(1)本病的发生常与风邪或时行疫毒之邪侵袭、体虚等因素有关。病位在肺卫。在气候突变、腠理疏懈、卫气不固的情况下,外邪乘虚从口鼻或皮毛而入,首伤肺卫,导致卫阳被遏,营卫失和,肺气失宣,发为本病。以风邪为主因,每与当令之气(寒、热、暑、湿)或非时之气(时行疫毒)夹杂为患。

(2)主症:恶寒发热、鼻塞流涕、咳嗽、头痛、周身酸楚不适。

(3)若恶寒重,发热轻或不发热,无汗,喷嚏,苔薄白,脉浮紧者为风寒感冒;微恶风寒,发热重,浊涕,痰稠或黄,咽喉肿痛,苔薄黄,脉浮数者为风热感冒;夹湿则头重如裹,胸闷纳呆;夹暑则汗出不解,心烦口渴。

2.基本治疗

(1)治法:祛风解表。取手太阴、手阳明经穴及督脉穴为主。

(2)主穴:列缺、合谷、风池、大椎、太阳。

(3)配穴:风寒感冒配风门、肺俞;风热感冒配曲池、尺泽;夹湿配阴陵泉;夹暑配委中。体虚感冒配足三里;咽喉疼痛配少商、商阳。

(4)刺灸方法:主穴以毫针泻法,风寒感冒可加灸法,风热感冒大椎可行刺络拔罐法;配穴中足三里用补法,尺泽、委中、少商、商阳可点刺出血。

3.其他治疗

(1)拔罐法:取大椎、风门、肺俞、身柱,拔罐后留罐15分钟,或用闪罐法。适用于风寒感冒。

(2)三棱针法:取大椎、尺泽、委中、耳尖、少商。在大椎穴刺络放血,并拔火罐5~10分钟。委中、尺泽局部常规消毒后,用三棱针点刺出血,令其血流自止。少商、耳尖点刺出血数滴。适用于风热感冒。

(3)耳针法:取肺、气管、内鼻、脾、三焦、耳尖。耳尖点刺放血,余穴选2~3穴,采用毫针刺或用压丸法。

(十六)咳嗽

1.辨证要点　咳嗽的发生常与外感、内伤等因素有关。病位在肺,与肝、脾、肾关系最为密切。外感咳嗽是由外邪从口鼻皮毛而入,肺卫受邪,肺气不宣所致,多属于邪实;内伤咳嗽则为脏腑功能失常,肺气不利,肺失宣降所致,邪实与正虚并见。

(1)外感咳嗽。

主症:咳嗽起病急,病程短,常伴肺卫表证。

若咳嗽声重,痰稀色白,伴风寒表证,舌苔薄白,脉浮紧者为风寒袭肺;咳嗽频剧,咳痰黄稠,伴风热表证,舌苔薄黄,脉浮数者为风热犯肺。

(2)内伤咳嗽。

主症:咳嗽反复发作,病程长,可伴他脏兼症。

若咳嗽痰多色白,胸脘痞闷,苔白腻,脉濡滑者为痰湿阻肺;气逆咳嗽,阵阵而作,胁痛口苦,舌红,苔薄黄少津,脉弦数者为肝火灼肺;干咳声短,少痰或痰中带血,潮热盗汗,舌红,少苔,脉细数者为肺阴亏虚。

2.基本治疗

(1)外感咳嗽。

1)治法:疏风解表,宣肺止咳。取手太阴、手阳明经穴为主。

2)主穴:肺俞、列缺、合谷。

3)配穴:风寒袭肺配风门、太渊;风热犯肺配大椎、曲池。咽喉痛配少商。

4)刺灸方法:用毫针泻法,少商点刺放血,风寒袭肺者宜针灸并用,或针后在背部腧穴拔罐。

(2)内伤咳嗽。

1)治法:肃肺理气,止咳化痰。取手足太阴经穴为主。

2)主穴:肺俞、太渊、三阴交。

3)配穴:痰湿阻肺配丰隆、阴陵泉;肝火灼肺配行间、鱼际;肺阴亏虚配膏肓。咯血配孔最,胁痛配阳陵泉;咽喉干痒配太溪;盗汗配阴郄;气短乏力配足三里、气海。

4)刺灸方法:用毫针平补平泻,酌情加灸。

3.其他治疗

(1)拔罐法:取背部第1～12胸椎两侧足太阳膀胱经第一侧线,用留罐法,每侧5～6只罐,至皮肤瘀血为度。或选取大杼至膈俞,用走罐法,至局部皮肤潮红为度。

(2)皮肤针法:选取后颈部5～7颈椎两侧、气管两侧、天突、肘窝及大、小鱼际部进行叩刺,适用于外感咳嗽;或选取项后至背部,胸椎两侧足太阳膀胱经、颈前气管两侧、膻中、天突叩刺,适用于咳嗽日久、反复发作者。

(3)穴位贴敷法:选肺俞、定喘、风门、膻中、丰隆。以白附子16%,洋金花48%,川椒33%,樟脑3%的比例制成粉剂。将药粉少许置穴位上,用胶布贴敷,每3～4日更换1次,以"三伏天"应用为佳。亦可用白芥子、甘遂、细辛、丁香、苍术、川芎等量研成细粉,加入基质,调成糊状,制成直径1 cm圆饼,贴在穴位上,用胶布固定,每3天更换1次,5次为1疗程。

(十七) 哮喘

1.辨证要点 哮喘的发生常与外邪、饮食、情志、体虚等因素有关,病理因素以痰为根本。病位在肺,与脾肾关系密切。其发生多为痰饮伏肺,每因外邪侵袭、饮食不当、情志刺激、体虚劳倦等诱因引动而触发,以致痰壅气道,肺气宣降功能失常。发作期多表现为气阻痰壅的实证,亦有素体肺肾不足或正气耗伤者,发作时表现为虚哮。缓解期多表现为肺、肾等脏气虚弱,兼有痰浊内阻之证。

(1)实证。

主症:病程短,或当发作期,哮喘声高气粗,呼吸深长有余,呼出为快,体质较强,脉象有力。

若喉中哮鸣如水鸡声,痰多,色白,稀薄或多泡沫,伴风寒表证,苔薄白,脉浮紧者为风寒外袭;喉中痰鸣如吼,胸高气粗,痰色黄或白,黏着稠厚,伴口渴,便秘,舌红,苔黄腻,脉滑数者为痰热阻肺。

(2)虚证。

主症:病程长,反复发作或当缓解期,哮喘声低气怯,气息短促,深吸为快,体质虚弱,脉弱无力。

若喘促气短,动则加剧,喉中痰鸣,痰稀,神疲,汗出,舌淡,苔白,脉细弱者为肺气虚;气息短促,呼多吸少,动则喘甚,耳鸣,腰膝酸软,舌淡,苔薄白,脉沉细者为肾气虚。

2.基本治疗

(1)实证。

1)治法:祛邪肃肺,化痰平喘。取手太阴经穴及相应背俞穴为主。

2)主穴:列缺、尺泽、肺俞、中府、定喘。

3)配穴:风寒外袭配风门、合谷;痰热阻肺配丰隆、曲池。喘甚者配天突。

4)刺灸方法:毫针常规刺,用泻法,风寒外袭可酌加灸或拔罐法。

(2)虚证。

1)治法:补益肺肾,止哮平喘。取相应背俞穴及手太阴、足少阴经穴为主。

2)主穴:肺俞、膏肓、肾俞、太渊、太溪、足三里定喘。

3)配穴:肺气虚配气海;肾气虚配关元。

4)刺灸方法:毫针常规刺,用补法,肺肾气虚者可酌加灸或拔罐法。

3.其他治疗

(1)穴位贴敷法:选肺俞、膏肓、膻中定喘。常用白芥子30 g,甘遂15 g,细辛15 g,共为细末,用生姜汁调药粉成糊状,制成药饼如蚕豆大,上放少许丁桂散,敷于穴位上,用胶布固定。贴3小时左右取掉,以局部红晕微痛为度。

(2)皮肤针法:取鱼际至尺泽穴手太阴肺经循行部、第1胸椎~第2腰椎旁开1.5寸足太阳膀胱经循行部,循经叩刺,以皮肤潮红或微渗血为度。

(3)穴位埋线法:取肺俞、定喘、膻中。用一次性无菌埋线针,将0~1号铬制羊肠线1~2 cm,埋入穴位皮下。

(4)耳针法:取对屏尖、肾上腺、气管、肺、皮质下、交感。每次选用3~5穴,毫针刺法。发作期每日1~2次;缓解期用弱刺激,每周2次。

(十八)呕吐

1.辨证要点

(1)呕吐常与外邪犯胃、饮食不节、情志失调、体虚劳倦等因素有关。病位在胃,与肝、脾有关。六淫外邪,侵犯胃腑,或饮食不节,食滞胃腑,或恼怒伤肝,横逆犯胃,或忧思劳倦,内伤脾胃,均可致胃失和降,气逆于上而发生呕吐。呕吐初病多实,也有虚证或虚实夹杂之证。

(2)主症:实证一般发病急,呕吐量多,吐出物多酸臭味;虚证病程较长,发病较缓,时作时止,吐出物不多,腐臭味不甚。

(3)若呕吐清水或稀涎,食久乃吐,舌淡,苔薄白,脉迟者为寒邪客胃;呕吐酸苦热臭,食入即吐,舌红,苔薄黄,脉数者为热邪内蕴;因暴饮暴食而呕吐酸腐,脘腹胀满,嗳气厌食,苔厚腻,脉滑实者为饮食停滞;呕吐多因情志不畅而发作,嗳气吞酸,胸胁胀满,脉弦者为肝气犯胃;呕吐清水痰涎,脘痞纳呆,头眩心悸,苔白腻,脉滑者为痰饮内停;饮食稍有不慎即发呕吐,时作时止,面色无华,少气懒言,纳呆便溏,舌淡苔薄,脉弱者为脾胃虚寒。

2.基本治疗

(1)治法:和胃理气,降逆止呕。取胃的募穴及足阳明、手厥阴经穴为主。

(2)主穴:中脘、足三里、内关。

(3)配穴:寒邪客胃配上脘、胃俞;热邪内蕴配合谷、金津、玉液;饮食停滞配梁门、天枢;肝气犯胃配期门、太冲;痰饮内停配丰隆、公孙;脾胃虚寒配脾俞、胃俞。

(4)刺灸方法:主穴毫针平补平泻法。寒气客胃或脾胃虚寒者宜配合灸法,热邪内蕴者金津、玉液点刺出血。

3.其他治疗

(1)穴位注射法:选中脘、足三里及内关。药用维生素 B_1 或维生素 B_6 注射液,每穴注入 0.5～1.0 mL,每日或隔日 1 次。

(2)耳针法:选胃、贲门、食道、口、神门、交感及皮质下。每次 3～4 穴,毫针刺,或用压丸法。

(十九) 胃痛

1.辨证要点

(1)胃痛与寒邪客胃、饮食伤胃、情志不畅和脾胃虚弱等因素有关。胃痛的病位在胃,与肝、脾也有关。无论是胃腑本身病变还是其他脏腑的病变影响到胃腑,使胃气失和、胃络不通或胃失温煦濡养均可导致胃痛。胃痛以实证多见,也有虚证或虚实夹杂之证。

(2)主症:实证病势较急,痛势较剧,痛处拒按,食后痛增;虚证病势较缓,痛势较轻,痛处喜按,空腹痛甚。

若见胃痛暴作,恶寒喜暖,口不渴,或喜热饮,舌淡,苔薄白,脉弦紧者为寒邪客胃;胃脘胀满疼痛,嗳腐吞酸,或呕吐不消化食物,吐后或矢气后痛减,苔厚腻,脉滑者为饮食伤胃;胃脘胀痛,痛连两胁,每因情志因素而诱发或加重,嗳气泛酸,喜太息,苔薄白,脉弦者为肝气犯胃;胃痛如刺,痛有定处,或有呕血便黑,舌质紫暗或有瘀斑,脉涩者为瘀血停胃;胃脘隐痛喜暖,泛吐清水,神疲肢倦,手足不温,大便溏薄,舌淡苔白,脉虚弱或迟缓者为脾胃虚寒;胃脘灼热隐痛,似饥而不欲食,口燥咽干,大便干结,舌红少津,脉细数者为胃阴不足。

2.基本治疗

(1)治法:和胃止痛。取胃的募穴、下合穴为主。

(2)主穴:中脘、足三里、内关。

(3)配穴:寒邪客胃配胃俞;饮食伤胃配梁门、下脘;肝气犯胃配期门、太冲;瘀血停胃配膈俞、三阴交。脾胃虚寒配关元、脾俞、胃俞;胃阴不足配胃俞、三阴交、内庭。

(4)刺灸方法:根据虚实证候进行相应毫针补泻,寒邪客胃、脾胃虚寒者宜加用灸法。疼痛发作时可适当加强刺激,持续运针 1~3 分钟,中脘等局部穴以捻转为主,中等刺激。

3.其他治疗

(1)耳针法:选胃、十二指肠、肝、脾、神门及交感。疼痛剧烈时毫针刺以强刺激,双耳并用;痛缓时宜轻刺激,或用揿针埋藏、压丸法,两耳交替。

(2)穴位注射法:选足三里、胃俞、脾俞及肝俞。每次 2 穴或一侧穴位,交替进行。药用复方当归或丹参注射液,每穴注入 2~3 mL,隔日 1 次。适用于慢性胃炎、消化性溃疡所致的胃痛。

(二十)泄泻

1.辨证要点　外感风寒湿热及饮食、起居、情志失宜等均可引起泄泻。病位在肠,与脾关系最为密切,也与胃、肝、肾有关。各种外邪及内伤因素均可导致脾虚湿盛,肠道传化失常,清浊不分而发生泄泻,脾失健运是病机关键。急性泄泻以实证为多见,慢性泄泻以虚证或虚实夹杂之证为多见。

(1)急性泄泻。

主症:发病势急,病程短,泄泻次数多,多属实证。

若大便清稀或如水样,腹痛肠鸣,身寒喜温,苔白滑,脉濡缓者为寒湿内盛;泻下急迫,或泻而不爽,黄褐臭秽,肛门灼热,舌红,苔黄腻,脉濡数者为肠腑湿热;泻下恶臭,腹痛肠鸣,泻后痛减,嗳腐吞酸,脘腹胀满,不思饮食,舌苔垢浊或厚腻,脉滑者为食滞肠胃。

(2)慢性泄泻。

主症:发病势缓,病程较长,便泻次数较少,呈间歇性发作,多为虚证或虚实夹杂。

若大便时溏时泻,迁延反复,稍进油腻食物则便次增多,面黄神疲,舌淡苔白,脉细弱者为脾气虚弱;黎明前脐腹作痛,肠鸣即泻,完谷不化,泻后则安,腹部喜暖,腰膝酸软,舌淡苔白,脉沉细者为肾阳虚衰;泄泻肠鸣,腹痛攻窜,矢气频作,胸胁胀闷,嗳气食少,每因情志因素而发作或加重,舌淡,脉弦者为肝气乘脾。

2.基本治疗

(1)急性泄泻。

1)治法:除湿导滞,通调腑气。取足阳明、足太阴经穴为主。

2)主穴:天枢、上巨虚、阴陵泉、水分。

3)配穴:寒湿内盛配神阙;肠腑湿热配内庭、曲池;食滞肠胃配中脘。泻下脓血配曲池、三阴交、内庭。

4)刺灸方法:常规针刺,寒湿内盛针灸并用。

(2)慢性泄泻。

1)治法:健脾温肾,固本止泻。取任脉、足阳明、足太阴经穴为主。

2)主穴:神阙、天枢、足三里、公孙。

3)配穴:脾气虚弱配脾俞、太白;肾阳虚衰配肾俞、关元;肝气乘脾配肝俞、太冲。久泻虚陷者配百会。

4)刺灸方法:神阙穴用隔盐灸或隔姜灸,其他腧穴常规针刺;脾虚、肾虚证针灸并用(肾阳虚衰者可用隔附子饼灸)。

3.其他治疗

(1)穴位注射法:取天枢、上巨虚或足三里。用维生素 B_1 或 B_{12} 注射液,每穴 $0.5\sim1.0$ mL。

(2)穴位贴敷法:取神阙穴。用五倍子、五味子、肉豆蔻研细末各等量混合,食醋调成膏状敷脐,每日1次。适用于慢性腹泻。

(3)耳针法:取大肠、脾、交感,毫针刺或用埋针法、压丸法。

(二十一)便秘

1.辨证要点

(1)便秘多与饮食不节、情志失调、劳倦体虚、外邪侵袭等因素有关。病位在肠,与脾、胃、肺、肝、肾等脏腑的功能失调有关。无论是肠腑疾患还是其他脏腑的病变影响到肠腑,使肠腑壅塞不通或肠失滋润及糟粕内停,均可导致便秘。

(2)主症:大便秘结不通,排便艰涩难解。

(3)若见大便干结,腹胀腹痛,口干口臭,小便短赤,舌红,苔黄燥,脉滑数者为热秘;欲便不得,或便而不爽,腹中胀痛,胸胁痞满,舌苔薄腻,脉弦者为气秘;大便艰涩,腹部拘急冷痛,畏寒喜暖,小便清长,舌淡苔白,脉沉迟者为冷秘;虽有便意,但排出不畅,便质不干硬,临厕努挣乏力,舌淡苔薄,脉细弱者为虚秘。

2.基本治疗

(1)治法:理肠通便。取大肠的背俞穴、募穴及下合穴为主。

(2)主穴:天枢、大肠俞、上巨虚、支沟。

(3)配穴:热秘配合谷、曲池;气秘配太冲、中脘;冷秘配神阙、关元;虚秘配足三里、脾俞、气海,兼阴伤津亏者加照海、太溪。

(4)刺灸方法:毫针实泻虚补。冷秘、虚秘宜配合灸法。

3.其他治疗

(1)耳针法:取大肠、直肠、三焦、腹、交感及皮质下。毫针针刺,或埋针法、压丸法。

(2)穴位注射法:取天枢、大肠俞、上巨虚及足三里。用维生素 B_1 或 B_{12} 注射液,每穴 $0.5\sim1.0$ mL。

(二十二) 癃闭

1.辨证要点

(1)癃闭常与外邪侵袭、饮食不节、情志内伤、瘀浊内停及体虚久病等因素有关。本病病位主要在膀胱与肾,与三焦、肺、脾、肝等脏腑的气机失利密切相关。湿热蕴结、肺热气壅、肝气郁滞、瘀血结石阻塞尿路或脾虚气弱、肾阳衰惫均可导致膀胱气化功能失调,小便不能,而成癃闭。本病分为虚实两端,实证多为湿热、气滞、瘀血、结石影响膀胱的气化;虚证为脾虚气弱、肾阳衰惫,使膀胱气化无权,形成癃闭。

(2)主症:排尿困难。

(3)若尿量极少而短赤灼热,舌质红,苔黄腻,脉滑数者为膀胱湿热;兼咽干烦渴,或有咳嗽,舌红,苔薄黄,脉数者为肺热壅盛;兼情志抑郁,舌红,苔薄黄,脉弦为肝郁气滞;尿细如线或点滴不通,兼小腹胀满疼痛,舌紫暗,或有瘀点,脉涩者为浊瘀阻塞;小腹坠胀,时欲小便而不得出,大便不坚,舌淡,苔白,脉细弱者为脾虚气弱;排尿无力,腰膝酸软,舌淡胖,苔薄白,脉沉细者为肾气亏虚。

2.基本治疗

(1)实证。

1)治法:清热利湿,行气活血。以足太阳、足太阴经穴及相应俞募穴为主。

2)主穴:中极、膀胱俞、秩边、阴陵泉、三阴交。

3)配穴:膀胱湿热配委阳;肺热壅盛配尺泽;肝郁气滞配太冲;浊瘀阻塞配次髎、血海。

4)刺灸方法:膀胱充盈者,中极等小腹部腧穴不能直刺,应向下斜刺、浅刺。

(2)虚证。

1)治法:温补脾肾,益气启闭。以足太阳、任脉穴及相应背俞穴为主。

2)主穴:关元、脾俞、肾俞、三焦俞、秩边。

3)配穴:脾虚气弱配气海、足三里;肾气亏虚配太溪、命门。

4)刺灸方法:膀胱充盈者,关元等小腹部腧穴不能直刺,应向下斜刺、浅刺;可用温针灸。

3.其他治疗

(1)耳针法:取肾、膀胱、肺、肝、脾、三焦、交感、神门、皮质下、腰骶椎,每次选3~5穴,毫针中强刺激,或用埋针法、压丸法。

(2)穴位敷贴法:取神阙穴。用葱白、冰片、田螺或鲜青蒿、甘草、甘遂各适量,混合捣烂后敷于脐部,外用纱布固定,加热敷。

(二十三)消渴

1.辨证要点

(1)消渴多与禀赋不足、饮食不节、情志失调、劳逸过度等因素有关。消渴的病变脏腑主要在肺、胃、肾,又以肾为关键。内外因素渐致脏腑功能的衰减与失调,终致肾阴不足,肺胃津伤,燥热内盛而发为消渴。本病阴虚为本,燥热为标,若病程日久,阴损及阳,可致阴阳俱虚。临床上根据患者的症状,可分为上、中、下三消。

(2)主症:多饮、多食、多尿,形体消瘦,或尿有甜味。

(3)若见烦渴多饮,口干咽燥,舌边尖红,苔薄黄,脉洪数者为肺燥津伤(上消);多食易饥,口干欲饮,苔黄,脉滑实有力者为胃热津伤(中消);尿频量多,混浊如脂膏,舌红,少苔,脉细数者为肾阴亏虚(下消);小便频数,混浊如膏,面色黧黑,腰膝酸软,舌淡,苔白而干,脉沉细无力者为阴阳两虚。

2.基本治疗

(1)治法:养阴生津,清热润燥。取相应脏腑背俞穴及足太阴、足少阴经穴为主。

(2)主穴:胃脘下俞、肺俞、脾俞、肾俞、太溪、三阴交。

(3)配穴:肺燥津伤配太渊、少府;胃热津伤配内庭、地机;肾阴亏虚配复溜、太冲;阴阳两虚配关元、命门。上肢疼痛或麻木配肩关、曲池、合谷;下肢疼痛或麻木配风市、阳陵泉、解溪;皮肤瘙痒配风池、曲池、血海。

(4)刺灸方法:肾俞、太溪行毫针补法,其余主穴行平补平泻法。阴阳两虚者可配合灸法。

3.其他治疗

(1)耳针法:取胰胆、肺、胃、肾及内分泌,毫针刺或用埋针法、压丸法。

(2)穴位注射法:取肺俞、心俞、脾俞、胃俞、肾俞及三焦俞,每次选取2穴,用当归或黄芪注射液或小剂量胰岛素,每穴0.5~1.0 mL,隔日1次。

常见妇儿科病证的针灸治疗

一、目的要求

1. 掌握常见妇儿科病证针灸治疗取穴、操作。
2. 熟悉常见妇儿科病证辨证要点。
3. 了解常见妇儿科病证的其他治疗方法。

二、实训教具

针灸模型人、75%酒精棉球、消毒干棉球、2%碘附、镊子、毫针、G6805型电针仪、揿针型皮内针、艾条、三棱针、手术刀片、1 mL注射器和26号注射针头。

三、实训步骤

1. 教师讲解。
2. 教师示教。
3. 同学练习,教师巡回指导。
4. 教师总结,指导同学现场取穴、操作。

四、实训内容

(一)月经不调

1. 辨证要点　月经不调主要包括月经先期、月经后期和月经先后无定期,古代文献分别称为"经早""经迟"及"经乱"。本病的发生常与感受寒邪、饮食伤脾或情志不畅等因素有关。病位在胞宫,与冲、任二脉及肾、肝、脾关系密切。月经先期多由热扰血海或虚热扰动冲任或气虚不能统血所致;月经后期多由寒凝血脉或血虚化源不足所致;月经先后无定期多由肝郁扰动冲任或肾虚精血不足所致。总之,脏腑功能失常,气血不和,冲任二脉损伤,即可出现月经不调。

(1)月经先期:月经周期提前7天以上,甚至十余日一行,连续2个月经周期以上。月经量多,色红或紫,质黏有块,兼面红口干,心胸烦热,舌红,苔黄,脉数者为实热证;月经色红质稠,两颧潮红,手足心热,舌红,苔少,脉细数者为虚热证;月经量少或量多,色淡质稀,神疲肢倦,心悸气短,舌淡,脉细弱者为气虚证。

(2)月经后期:月经周期推迟7天以上,甚至40~50日一潮,连续2个周期以上。月经量少,或有血块,小腹冷痛,舌暗或胖,苔薄白,脉沉紧为寒凝证;月经色淡质稀,面色少华,腹痛喜按,舌淡,苔薄,脉细者为血虚证。

(3)月经先后无定期:月经周期或提前或延后7天以上,连续3个周期以上。经量或多或少,色暗有块,胸胁作胀,喜太息,苔薄,脉弦,为肝郁证;经量少,色淡质稀,腰骶酸痛,舌淡,苔白,脉沉细弱,为肾虚证。

2.基本治疗

(1)月经先期。

1)治法:调理冲任,清热调经。取任脉、足太阴经穴为主。

2)主穴:关元、三阴交、血海。

3)配穴:实热配行间;虚热配太溪;气虚配足三里、脾俞。月经过多配隐白。

4)刺灸方法:毫针刺,实证用泻法,虚证可加灸。

(2)月经后期。

1)治法:温经散寒,行血调经。以任脉、足太阴经穴为主。

2)主穴:气海、三阴交、归来。

3)配穴:寒凝配关元、命门;血虚配足三里、血海。

4)刺灸方法:毫针补法,可加灸。

(3)月经先后无定期。

1)治法:调补肝肾,理血调经。以任脉、足太阴经穴为主。

2)主穴:关元、三阴交、肝俞。

3)配穴:肝郁配期门、太冲;肾虚配肾俞、太溪。

4)刺灸方法:毫针虚补实泻法。

3.其他治疗

(1)耳针法:取内分泌、皮质下、卵巢、子宫、肾及肝,每次选2~4穴,毫针刺或用埋针法、压丸法。

(2)艾灸法:取关元穴隔姜灸,适用于月经后期。

(二)痛经

1.辨证要点

(1)痛经病位在胞宫、冲任,与肝、肾关系密切。外邪客于胞宫,或情志不舒等导致气血滞于胞宫,冲任瘀阻,"不通则痛",为实证;多种原因导致气血不足,冲任虚损,胞脉失于濡养,"不荣则痛",为虚证。

(2)疼痛发于经前或经行之初,以绞痛、灼痛、刺痛为主,疼痛拒按,月经量少,质稠,

行而不畅,血色紫暗有块,块下痛缓者,为实证;月经将净或经后始作痛者,以隐痛、坠痛为主,喜按喜揉,量少色淡或色暗者为虚证。

(3)经前或经期小腹胀痛拒按,经血量少,行而不畅,血色紫暗有块,块下痛缓,伴有乳房胀痛,舌质紫暗或有瘀点,脉弦者,为气滞血瘀;小腹冷痛拒按,得热痛减,量少色暗,面色青白,肢冷畏寒,舌暗苔白,脉沉紧者,为寒凝血瘀。小腹隐痛喜按,月经量少色淡,面色无华,舌淡,脉细无力者,为气血虚弱;经后小腹绵绵作痛,月经色暗量少,伴腰骶酸痛,头晕耳鸣,舌淡红苔薄,脉沉细者,为肾气亏损。

2.基本治疗

(1)实证。

1)治法:行气活血,调经止痛。取任脉、足太阴经穴为主。

2)主穴:中极、次髎、地机、三阴交、十七椎。

3)配穴:气滞血瘀配太冲、血海;寒凝血瘀配关元、归来。

4)刺灸方法:毫针泻法,寒凝者加艾灸。

(2)虚证。

1)治法:调补气血,温养冲任。取任脉、足太阴、足阳明经穴为主。

2)主穴:关元、足三里、三阴交、十七椎。

3)配穴:气血虚弱配气海、脾俞;肾气亏损配太溪、肾俞。

4)刺灸方法:毫针补法,可加灸。

3.其他治疗

(1)耳针法:取内分泌、内生殖器、交感、神门、皮质下、卵巢、子宫及肾,每次选2~4穴,毫针刺或用埋针法、压丸法。

(2)艾灸法:取关元和气海穴,隔附子饼灸3~5壮,隔日1次。适用于虚证和寒凝血瘀证。

(3)穴位注射法:取中极、关元和次髎穴。用1%利多卡因或5%当归注射液,每次取2穴,每穴注射药液1~2 mL,隔日1次。

(三) 崩漏

1.辨证要点　本病多与素体阳盛或劳倦思虑、饮食不节、房劳多产、七情内伤等产生的湿、热、瘀有关。病位在胞宫,与冲、任二脉及肝、脾、肾关系密切。多种原因导致的虚(脾、肾)、热和瘀,均可使子宫藏泻失常,使冲任不固,不能制约经血,从而导致崩漏的发生。

经血非时暴下,量多势急,经血色红质稠者多为实证;久崩久漏,淋漓难尽,经血色淡质稀者多为虚证。

月经量多,色鲜红或深红,质稠,舌红,脉数者为血热;月经时多时少,色紫暗有块,舌暗,脉弦或涩者为血瘀;出血量多,色紫红而黏腻,兼带下量多,苔黄腻,脉濡数者为湿热;

血色正常或有血块,兼时叹息,小腹胀痛,苔薄,脉弦者为气郁。月经量多,色淡质稀,苔白,脉沉弱者为脾虚;经血色淡质清,兼腰酸肢冷,舌淡,苔薄,脉沉细者为肾虚。

2.基本治疗

(1)实证。

1)治法:清热利湿,固经止血。取任脉、足太阴经穴为主。

2)主穴:关元、三阴交、隐白。

3)配穴:血热配中极、血海;血瘀配血海、膈俞;湿热配中极、阴陵泉;气郁配膻中、太冲。

4)刺灸方法:毫针刺,关元用平补平泻法,其余穴位用泻法,隐白艾炷灸。

(2)虚证。

1)治法:健脾补肾,固冲止血。取任脉及足太阴、足阳明经穴为主。

2)主穴:气海、三阴交、肾俞、足三里。

3)配穴:脾虚配百会、脾俞;肾虚配肾俞、太溪。

4)刺灸方法:毫针补法,可灸。

3.其他治疗

(1)耳针法:取内分泌、内生殖器、肾、子宫及卵巢。每次选2~4穴,毫针刺,或埋针或压丸法。

(2)皮肤针:取腰骶部相应背俞穴和夹脊穴以及下腹部任脉、肾经、脾经及带脉等,用皮肤针从上而下,循经叩刺至局部微出血,隔日1次。

(四)绝经前后诸证

1.辨证要点

(1)本病与先天禀赋、情志所伤、劳逸失度、经孕产乳所伤等因素有关。病位在肾,与肝、脾、心关系密切。绝经前后,肾气渐衰,天癸将竭,脏腑功能逐渐衰退,则使机体阴阳失去平衡而出现诸多证候。

(2)主症:月经紊乱,潮热出汗,心悸,情绪不稳定。

(3)兼头晕耳鸣,失眠多梦,心烦易怒,烘热汗出,五心烦热,腰膝酸软,口干,小便黄,舌红,苔少,脉数者为肾阴虚;兼面色晦暗,精神萎靡,形寒肢冷,纳差腹胀,大便溏薄,尿意频数,舌淡,苔薄,脉沉细者为肾阳虚;兼头晕目眩,心烦易怒,烘热汗出,腰膝酸软,经来量多,舌质红,脉弦细而数者为肝阳上亢;兼形体肥胖,胸闷痰多,脘腹胀满,食少,浮肿,便溏,苔腻,脉滑者为痰气郁结。

2.基本治疗

(1)治法:滋补肝肾,调理冲任。取任脉、足太阴经穴及相应背俞穴为主。

(2)主穴:肾俞、肝俞、太溪、气海、三阴交。

(3)配穴:肾阴虚配照海、阴谷;肾阳虚配关元、命门;肝阳上亢配风池、太冲;痰气郁结配中脘、丰隆。烦躁失眠配心俞、神门；纳少便溏配中脘、阴陵泉。

(4)刺灸方法：毫针补法或平补平泻法。

3.其他治疗

(1)耳针法：取内分泌、内生殖器、皮质下、肝、心、肾、交感及神门。每次选2~4穴，毫针刺或用埋针法、压丸法。

(2)电针法：取三阴交和太溪。针刺得气后，接电针仪，疏密波，弱刺激，每日1次。

(五)带下病

1.辨证要点　本病病位在胞宫，与带脉、任脉及脾、肾关系密切。感受湿邪、素体虚弱、饮食劳倦等导致脾虚运化失职或肾虚蒸腾失司，使湿邪伤及任、带二脉，任脉失固，带脉失约，以致带下量明显增多，色质味异常而为病。

带下量多，色黄或赤，质稠，有臭味，兼阴部瘙痒，为湿热下注；带下色白质黏无臭，绵绵不断，舌淡，苔薄，脉细者，为脾虚；带下清冷，稀薄如水，兼腰酸肢冷，舌淡，苔薄，脉沉细，为肾虚。

2.基本治疗

(1)治法：利湿化浊，固摄带脉。取足少阳、足太阴穴为主。

(2)主穴：带脉、中极、白环俞、三阴交。

(3)配穴：湿热下注配阴陵泉、水道、次髎；脾虚配气海、足三里、脾俞；肾虚配关元、肾俞、照海。阴痒配蠡沟、太冲。

(4)刺灸方法：毫针平补平泻法。

3.其他治疗

(1)耳针法：取内分泌、内生殖器、肾、膀胱、三焦。每次取2~4穴，毫针刺或用埋针法、压丸法。

(2)艾灸法：取三阴交、中极、命门、神阙，温和灸，每穴5~10分钟，隔日1次。适用于脾虚、肾虚所致的带下。

(六)缺乳

1.辨证要点　缺乳病位在乳房，胃经经过乳房，肝经至乳下，脾经行乳外，故本病与胃、肝、脾关系密切。乳汁由气血化生，赖肝气疏泄与调节，因而乳汁生化不足或乳络不畅均可导致乳少。

产后乳少，乳房松软不胀，或乳腺细小者多属虚证；产后乳少，乳房胀满而痛，乳腺胀硬，或乳房虽松软，但躯体肥盛者多属实证。

乳少汁稀，兼面色少华、倦怠乏力者为气血虚弱；乳少汁稠，兼胸胁胀满，情志抑郁者为肝郁气滞。

2.基本治疗

(1)治法：调理气血，疏通乳络。取局部腧穴、足阳明穴为主。

(2)主穴:乳根、膻中、少泽。

(3)配穴:气血虚弱配足三里、脾俞、胃俞;肝郁气滞配太冲、内关。

(4)刺灸方法:乳根针尖向乳房基底部横刺至双乳微胀为佳;膻中向两侧乳房横刺0.5~1寸;少泽点刺出血。气血不足者可加灸。

3.其他治疗

(1)耳针法:取内分泌、交感、胸、肝、脾。每次取2~4穴,毫针刺或用埋针法、压丸法。

(2)艾灸法:取膻中、乳根,温和灸,每穴10~20分钟,每日1~2次。

(七)遗尿

1.辨证要点

(1)本病病位在膀胱,与任脉及肾、肺、脾、肝关系密切。多由禀赋不足、病后体弱,导致肾气不足,下元虚冷,膀胱约束无力,或病后脾肺气虚,水道制约无权,因而发生遗尿。另外,肝经热郁化火,也可迫注膀胱而致遗尿。

(2)主症:睡中经常遗尿,多则一夜数次,醒后方觉。

(3)兼神疲乏力、面色苍白、肢凉怕冷、舌淡者为肾气不足;睡后遗尿,少气懒言,食欲不振,大便溏薄,自汗出,舌淡,苔薄,脉细无力者为脾肺气虚;遗出之尿,量少味臊,性情急躁,面赤唇红,或夜间龂齿,唇红,苔黄,脉数有力者为肝经郁热。

2.基本治疗

(1)治法:调理膀胱,温肾健脾。取任脉、足太阴经穴及膀胱的背俞穴、募穴为主。

(2)主穴:关元、中极、膀胱俞、三阴交。

(3)配穴:肾气不足配肾俞、命门、太溪;脾肺气虚配肺俞、气海、足三里;肝经郁热配行间、阳陵泉。夜梦多配百会、神门。

(4)刺灸方法:毫针补法或平补平泻法,可灸。下腹部穴位针尖向下斜刺,以针感到达前阴部为佳。

3.其他治疗

(1)耳针法:取肾、膀胱、皮质下、尿道、脑点。每次取2~4穴,毫针刺或用埋针法、压丸法。

(2)皮肤针法:取夹脊穴、气海、关元、中极、膀胱俞、八髎、肾俞、脾俞。叩刺至局部皮肤潮红,也可叩刺后加拔火罐。

(3)穴位激光照射法:选中极、膀胱俞、三阴交,用低功率氦-氖激光仪照射,每穴照射5分钟,每日1次。对于畏针患儿尤为适宜。

(八)小儿多动症

1.辨证要点

(1)小儿多动症是指儿童智力正常或基本正常,但有不同程度的注意力涣散、活动过多、情绪不稳、冲动任性、自我控制能力差、学习困难等症状。其发病与先天禀赋不足、后天失养、外伤瘀滞或情志失调等因素有关。病位在心、脑,与肝、脾、肾关系密切。基本病机是髓海空虚,元神失养;或气血不足,心神失养。

(2)主症:注意力不集中、活动过多、情绪不稳、冲动任性,伴有不同程度的学习困难,但智力正常或基本正常。

(3)兼急躁易怒,多动多语,五心烦热,盗汗多梦,舌红,苔黄,脉细数者,为阴虚阳亢;兼精神疲倦,记忆力差,面色无华,遗尿,纳少便溏,舌淡,苔白,脉细缓者,为心脾两虚。

2.基本治疗

(1)治法:调和阴阳,安神定志。取督脉及手少阴、手厥阴经穴为主。

(2)主穴:印堂、四神聪、太溪、风池、神门、内关。

(3)配穴:阴虚阳亢,配三阴交、太冲;心脾两虚,配心俞、脾俞。烦躁不安,配照海、神庭;记忆力差,配悬钟;盗汗,配阴郄、复溜;纳少,配中脘、足三里;遗尿,配中极、膀胱俞。

(4)刺灸方法:毫针刺,虚补实泻。

3.其他治疗

(1)耳针法:取脑干、心、肝、肾、皮质下、肾上腺、交感、枕。每次取2~4穴,毫针刺或用埋针法、压丸法。

(2)皮肤针法:取夹脊穴(C7~T10)、百会、印堂、三阴交、阳陵泉。轻叩,以皮肤潮红为度,每日1次。

(3)头针法:取顶颞前斜线、额中线、顶中线、顶旁1线、顶旁2线、额前线。头针常规针刺,隔日1次。

项目三

常见皮外伤科病证的针灸治疗

一、目的要求

1. 掌握常见皮外伤科病证针灸治疗取穴、操作。
2. 熟悉常见皮外伤科病证辨证要点。
3. 了解常见皮外伤科病证的其他治疗方法。

二、实训教具

针灸模型人、75%酒精棉球、消毒干棉球、2%碘酊、镊子、毫针、G6805型电针仪、揿针型皮内针、艾条、三棱针、手术刀片、1 mL注射器和26号注射针头。

三、实训步骤

1. 教师讲解。
2. 教师示教。
3. 同学练习,教师巡回指导。
4. 教师总结,指导同学现场取穴、操作。

四、实训内容

(一)瘾疹

1. 辨证要点

(1)瘾疹病位在肌肤腠理,与感受风邪及脏腑气血盛衰关系密切。腠理不固,风邪入侵;或因体质素虚,食用鱼虾荤腥食物,致胃肠积热,复感风邪,均可使邪郁腠理而发病。基本病机是营卫失和,邪郁腠理。本病以实证多见,也有虚实夹杂之证。

(2)主症:瘾疹起病急骤,皮肤突发瘙痒不止,可见大小不等、形状各异的风团,融合成片或孤立散在,淡红或白色,边界清楚,此伏彼起,一日之内可发作数次者,病情较急;反复发作,缠绵不愈,风团时多时少时无者,病情较缓。

(3)风团色红,灼热剧痒,遇热加重,舌红,苔薄黄,脉浮数者为风热犯表;风团色白,遇风寒加重,舌淡,苔薄白,脉浮紧者为风寒束表;风团色红,脘腹疼痛,恶心呕吐,舌红,苔黄腻,脉滑数者为胃肠积热;风疹反复发作,午后或夜间加剧,口干,舌红,少苔,脉细数无力者为血虚风燥。

2.基本治疗

(1)治法:疏风和营。取手阳明、足太阴经穴为主。

(2)主穴:曲池、合谷、血海、膈俞、三阴交。

(3)配穴:风热犯表配大椎、风门;风寒束表配风门、肺俞;胃肠积热配天枢、足三里;血虚风燥配脾俞、足三里。呼吸困难配天突;恶心呕吐配内关。

(4)刺灸方法:毫针泻法。膈俞可点刺出血。风寒束表者可灸,血虚风燥者只针不灸。

3.其他治疗

(1)皮肤针法:取曲泽、曲池、大椎、风门、血海、夹脊等穴。中度刺激,至皮肤充血或隐隐出血为度。

(2)拔罐法:取神阙穴,选用大号玻璃罐,先留罐5分钟,起罐后再拔5分钟,如此反复拔3次。也可以用闪罐法拔至穴位局部充血。

(3)耳针法:取肺、胃、肠、肝、肾、肾上腺、神门、风溪。毫针浅刺,中度刺激。也可在耳背静脉放血数滴,或用埋针法、压丸法。

(二)蛇串疮

1.辨证要点

(1)本病病位在皮部,主要与肝、脾相关。多由于情志内伤,肝经郁热,热溢皮肤,或脾虚生湿,感染毒邪,湿热火毒蕴结肌肤而成。年老体弱者,常因血虚肝旺,气血凝滞,而致疼痛剧烈,病程迁延。本病以实证多见,也有本虚标实之证。

(2)主症:初起时患部皮肤灼热刺痛、发红,继则出现簇集性粟粒大小丘状疱疹,多呈带状排列,多发生于身体一侧,以腰、胁部最为常见。疱疹消失后部分患者可遗留疼痛,可持续数月或更久。

(3)皮损鲜红,疱壁紧张,灼热刺痛,兼口苦,烦躁易怒,苔黄,脉弦滑数者为肝胆火盛;皮损色淡,疱壁松弛,兼胸脘痞满,纳差,舌红,苔黄腻,脉濡数者为脾胃湿热;皮疹消退后局部仍疼痛不止,或见有色素沉着,兼心烦不寐,舌紫暗,苔薄白,脉弦细者为瘀血阻络。

2.基本治疗

(1)治法:泻火解毒,清热利湿。取局部阿是穴及相应夹脊穴为主。

(2)主穴:局部阿是穴、相应夹脊穴。

(3)配穴:肝胆火盛配行间、侠溪;脾胃湿热配阴陵泉、内庭;瘀血阻络配血海、三阴交。便秘配天枢;心烦配神门。

(4)刺灸方法:毫针泻法,强刺激。皮损局部阿是穴用围针法,即在疱疹带的头、尾各刺一针,两旁则根据疱疹带的大小选取数点,向疱疹带中央沿皮平刺。

3.其他治疗

(1)皮肤针法:取局部阿是穴,中、重度叩刺,使出血。并可加用艾条熏灸或加拔罐治疗。适用于疱疹后期,遗留疼痛者。

(2)刺络拔罐法:取疱疹处及周围皮肤,用三棱针刺破疱疹,使疱内液体流出,并拔火罐,令出血。

(3)耳针法:取胰、胆、肝、肾上腺、神门,毫针刺或用埋针法、压丸法。

(三)神经性皮炎

1.辨证要点

(1)本病病位在肌肤腠理络脉,与肺、肝关系密切。多与情志不遂、风热侵袭、过食辛辣等因素有关。基本病机是风热外袭或郁火外窜肌肤,化燥生风,肌肤失养。本病以实证多见,也有虚实夹杂之证。

(2)发病初期,仅有瘙痒而无皮疹,或丘疹呈正常皮色或红色,食辛辣食物加重,舌红,苔薄黄,脉浮数者为风热侵袭;兼心烦易怒,每因情志刺激后诱发或加重,舌红,苔薄黄,脉弦者为肝郁化火;病久丘疹融合成片,皮肤增厚,干燥粗糙,色素沉着,或有灰白鳞屑,夜间瘙痒加剧,舌淡,苔白,脉细者为血虚风燥。

2.基本治疗

(1)治法:祛风止痒,清热润燥。取局部阿是穴及手阳明、足太阴经穴为主。

(2)主穴:阿是穴、曲池、合谷、血海、膈俞。

(3)配穴:风热侵袭配外关、风池;肝郁化火配太冲、肝俞;血虚风燥配脾俞、三阴交、足三里。

(4)刺灸方法:阿是穴毫针围刺,针尖沿病灶基底部皮下向中心平刺。余穴毫针虚补实泻法。

3.其他治疗

(1)皮肤针法:取阿是穴,轻者中度叩刺,以微有血点渗出为度;角化程度严重者重度叩刺,渗血较多为宜。

(2)耳针法:取肺、神门、肾上腺、皮质下、内分泌、肝。毫针刺,中等刺激强度,或用埋针法、压丸法。

(四)乳癖

1.辨证要点

(1)本病病位在乳房部,与胃、肝关系密切。多因情志内伤、忧思恼怒,导致肝脾郁结,气血逆乱,痰浊内生,阻于乳络而成。足阳明胃经过乳房,足厥阴肝经至乳下,故乳癖与足厥阴肝经、足阳明胃经关系密切。基本病机为气滞痰凝，冲任失调。病性以实证多见，也有虚实夹杂之证。

(2)乳房肿块和胀痛随喜怒消长，兼急躁易怒，经行不畅，舌红，苔薄黄，脉弦滑者为肝郁气滞；乳房肿块胀痛，兼胸闷不舒，恶心欲呕，苔腻，脉滑者为痰浊凝结；乳房肿块和疼痛在月经前加重，兼腰酸乏力，月经失调，色淡量少，舌淡，脉沉细者为冲任失调。

2.基本治疗

(1)治法：理气化痰，调理冲任。取局部腧穴、足阳明、足厥阴经穴为主。

(2)主穴：膻中、乳根、屋翳、期门、足三里、太冲。

(3)配穴：肝郁气滞配肝俞、内关；痰浊凝结配丰隆、中脘；冲任失调配关元、肝俞、肾俞。

(4)刺灸方法：毫针泻法。膻中向患侧乳房横刺；乳根向上刺入乳房底部；屋翳、期门沿肋间隙向外斜刺。诸穴不可直刺、深刺，以免伤及内脏。

3.其他治疗

(1)耳针法：取内分泌、神门、乳腺、卵巢、肝，毫针中度刺激，或用埋针法、压丸法。

(2)电针法：取乳根、屋翳，给予弱刺激。

(五)颈椎病

1.辨证要点

(1)本病与伏案久坐、跌仆损伤、外邪侵袭或年迈体弱、肝肾不足等有关。颈部感受风寒，阻痹气血，或劳作过度、外伤，损及筋脉，气滞血瘀，或年老肝血亏虚、肾精不足，筋骨失养，皆可使颈部经络气血不利，不通则痛。本病病位在颈部筋骨，与督脉，手足太阳、少阳经脉关系密切。基本病机是筋骨受损，经络气血阻滞不通。

(2)主症：头枕、颈项、肩背、上肢等部位疼痛以及进行性肢体感觉和运动功能障碍。

(3)根据疼痛部位进行经络辨证：后项部疼痛者属太阳经；颈项侧后方疼痛者属少阳经；颈项侧部疼痛者属阳明经；后项正中疼痛者属督脉。

(4)有明显的受寒史，遇寒痛增者为外邪内侵；有颈部外伤或劳作过度史，痛如针刺者为气滞血瘀；颈肩部酸痛，兼眩晕乏力者为肝肾不足。

2.基本治疗

(1)治法：通经止痛。取局部腧穴和手足三阳经穴、督脉穴为主。

(2)主穴：颈夹脊、天柱、风池、曲池、悬钟、阿是穴。

(3)配穴：病在太阳经配申脉；病在少阳经配外关；病在阳明经配合谷；病在督脉配后溪。外邪内侵配合谷、列缺；气滞血瘀配膈俞、合谷；肝肾不足配肝俞、肾俞。上肢麻、痛配合谷、手三里；头晕头痛配百会或四神聪；恶心、呕吐配中脘、内关；耳鸣、耳聋配听宫、外关。

(4)刺灸方法：夹脊穴宜直刺或向颈椎斜刺，得气后行平补平泻手法。余穴用泻法。

3.其他治疗

(1)刺络拔罐法:取局部压痛点,适用于外邪内侵证和气滞血瘀证者。

(2)穴位注射法:取局部压痛点,选当归注射液或维生素 B_{12} 注射液或 0.1%利多卡因注射液,每穴注射 1 mL,隔日 1 次。

(3)电针法:参考基本治疗取穴,每次选 2~3 对穴位,用连续波或疏密波,每日 1 次。

(六)落枕

1.辨证要点

(1)落枕常与睡眠姿势不正,或枕头高低不适,或因负重颈部过度扭转,或寒邪侵袭颈背部等因素有关。本病病位在颈项部经筋,与督脉、手足太阳和足少阳经密切相关。基本病机是经筋受损,筋络拘急,气血阻滞不通。本病属于实证。

(2)根据疼痛部位进行经络辨证:项背部强痛,低头加重,项背部压痛明显者,病在督脉与太阳经;颈肩部疼痛,头部歪向患侧,颈肩部压痛明显者,病在少阳经。

(3)有明显的感受风寒史,颈项疼痛重着,或伴恶寒发热、头痛者为风寒袭络;颈项部刺痛,固定不移,且有明显的夜卧姿势不当或颈项外伤史者为气滞血瘀。

2.基本治疗

治法:疏经活络,调和气血。取局部阿是穴和手太阳、足少阳经穴为主。

主穴:外劳宫、天柱、阿是穴、后溪、悬钟。

配穴:病在督脉、太阳经者配大椎、束骨;病在少阳经配风池、肩井。风寒袭络配风池、合谷;气滞血瘀配内关、合谷。肩痛配肩髃;背痛配天宗。

刺灸方法:毫针泻法。先刺远端外劳宫、后溪、悬钟,持续捻转,嘱患者慢慢活动颈部,一般颈项疼痛立即缓解,再针刺局部腧穴。风寒袭络者可局部配合艾灸,气滞血瘀者可局部配合三棱针点刺放血。

3.其他治疗

(1)拔罐法:取局部压痛点,先施闪罐法,再施留罐法。也可以配合刺络拔罐法。

(2)耳针法:取颈、颈椎、枕、神门,毫针中等刺激,持续运针,令患者同时慢慢活动颈项部。

(七)漏肩风

1.辨证要点

(1)本病多与体虚、劳损、风寒侵袭肩部等因素有关。病位在肩部经筋,与手三阳、手太阴经密切相关。手三阳经及手太阴经分别循行于肩前、肩外、肩后及肩内侧,肩部感受风寒,气血痹阻,或劳作过度、外伤,损及筋脉,气滞血瘀,或年老气血不足,筋脉失养,皆可使肩部筋脉气血不利,不通或不荣而痛。本病以实证为主,也有本虚标实之证。

(2)根据疼痛部位进行经络辨证:疼痛以肩前外部为主者为手阳明经证,以肩外侧部为主者为手少阳经证,以肩后部为主者为手太阳经证,以肩前部为主者为手太阴经证。

(3)有明显感受风寒史、遇风痛增者为外邪内侵;肩部有外伤或劳作过度史、疼痛拒按者为气滞血瘀;肩部以酸痛为主,劳累加重,或伴眩晕乏力者为气血虚弱。

2.基本治疗

(1)治法:通经活络,舒筋止痛。取局部穴位为主,配合循经远端取穴。

(2)主穴:肩髃、肩髎、肩贞、阿是穴、阳陵泉、条口透承山。

(3)配穴:手阳明经证配合谷;手少阳经证配外关;手太阳经证配后溪;手太阴经证配列缺。外邪内侵配合谷、风池;气滞血瘀配内关、膈俞;气血虚弱配足三里、气海。

(4)刺灸方法:毫针泻法或平补平泻。先刺远端穴,行针后让患者运动肩关节。局部穴可加灸法。

3.其他治疗

(1)刺络拔罐法:取局部压痛点,以三棱针点刺或皮肤针叩刺,使少量出血,再拔火罐。

(2)穴位注射法:取局部压痛点,选用当归注射液或维生素 B_{12} 注射液或 0.1% 利多卡因注射液,每处注射 2 mL,隔日 1 次。

(3)小针刀疗法:肩关节出现粘连时,可用针刀松解粘连。

(八)扭伤

1.辨证要点

(1)本病多发于腰、踝、膝、腕、肘、髋等部位,病位在经筋。多因剧烈运动或负重不当、跌仆闪挫、牵拉以及过度扭转等原因,使关节超越正常活动范围,引起筋脉及关节损伤,气血壅滞于局部,经气运行受阻,而致局部肿胀疼痛,甚至关节活动受限。本病属于实证。

(2)新伤疼痛肿胀,活动不利者为气滞血瘀;若为陈伤,遇天气变化反复发作者为寒湿侵袭,瘀血阻络。

2.基本治疗

(1)治法:祛瘀消肿,舒筋通络。取扭伤局部腧穴为主。

(2)主穴:阿是穴、局部腧穴。①腰部:阿是穴、大肠俞、腰痛点、委中;②颈部:阿是穴、风池、绝骨、后溪;③肩部:阿是穴、肩髃、肩髎、肩贞;④肘部:阿是穴、曲池、小海、天井;⑤腕部:阿是穴、阳溪、阳池合谷;⑥髋部:阿是穴、环跳、秩边、居髎;⑦膝部:阿是穴、膝眼、膝阳关、梁丘;⑧踝部:阿是穴申脉、解溪、丘墟。

(3)配穴:①根据病位配合循经远端取穴。急性腰扭伤:督脉病证配水沟或后溪;足太阳经筋病证配昆仑或后溪;手阳明经筋病证配手三里或三间。②根据病位在其上下循经邻近取穴,如膝内侧扭伤,病在足太阴脾经,可在扭伤部位其上取血海,其下取阴陵泉。③根据手足同名经配穴法进行配穴。方法:踝关节与腕关节对应,膝关节与肘关节对应,髋关节与肩关节对应。例如,踝关节外侧昆仑穴、申脉穴处扭伤,病在足太阳经,可在对侧腕关节手太阳经养老穴、阳谷穴处寻找最明显的压痛的穴位针刺;再如,膝关节内上方扭伤,病在足太阴经,可在对侧手太阴经尺泽穴处寻找最明显的压痛点针刺;以此类推。

(4)刺灸方法:毫针泻法。陈旧性损伤留针加灸法,或用温针灸。针灸对急性扭伤者,常先针刺远端穴位,并令患者同时活动患部,常有针入痛止之效。

3.其他治疗

(1)耳针法:取对应部位的敏感点、神门,中强度刺激,或用埋针法、压丸法。

(2)刺络拔罐法:取阿是穴,以皮肤针叩刺疼痛肿胀局部,以微渗血为度,加拔火罐,适用于新伤局部血肿明显者或陈伤寒湿侵袭,瘀血阻络者。

(九)肘劳

1.辨证要点

(1)肘劳主要与肘部的慢性劳损有关。病位在肘部手三阳经筋。前臂在反复地做拧、拉、旋转等动作时,可使肘部的经筋发生慢性损伤,以致劳伤气血,血不荣筋,筋骨失养,风寒之邪乘虚侵袭肘关节,手三阳经筋受损,筋脉不通,气血阻滞导致本病。本病属于实证。

(2)根据疼痛部位进行经络辨证:肘关节外上方(肱骨外上髁周围)明显压痛者,俗称网球肘,为手阳明经筋证;肘关节内下方(肱骨内上髁周围)明显压痛者,俗称高尔夫球肘,为手太阳经筋证;肘关节外部(尺骨鹰嘴处)明显压痛者,俗称学生肘或矿工肘,为手少阳经筋证。

2.基本治疗

(1)治法:舒筋通络。取局部阿是穴为主。

(2)主穴:阿是穴。

(3)配穴:手阳明经筋证配曲池、手三里、三间;手太阳经筋证配阳谷、小海;手少阳经筋证配外关、天井。

(4)刺灸方法:毫针泻法。压痛点局部采用多向透刺法,或齐刺法,得气后留针,局部可加温和灸或电针。网球肘局部疼痛明显者可加电针。

3.其他治疗

(1)穴位注射法:取阿是穴,选当归注射液或1%的利多卡因、维生素 B_{12} 注射液,每穴注射 0.5~1.0 mL,每日或隔日 1 次。

(2)艾灸法:取局部压痛点、曲池、天井等穴,隔姜灸,每日或隔日 1 次。

(3)火针法:将火针烧至发白后,点刺肘劳疼痛局部,深度为 3~5 分,隔日治疗 1 次。

常见五官科病证的针灸治疗

一、目的要求

1. 掌握常见五官科病证针灸治疗取穴、操作。
2. 熟悉常见五官科病证辨证要点。
3. 了解常见五官科病证的其他治疗方法。

二、实训教具

针灸模型人、75%酒精棉球、消毒干棉球、2%碘附、镊子、毫针、G6805型电针仪、揿针型皮内针、艾条、三棱针、手术刀片、1 mL注射器和26号注射针头。

三、实训步骤

1. 教师讲解。
2. 教师示教。
3. 同学练习,教师巡回指导。
4. 教师总结,指导同学现场取穴、操作。

四、实训内容

(一) 目赤肿痛

1. 辨证要点

(1) 目赤肿痛常与外感风热、时疫热毒之邪,或肝胆火盛等因素有关。病位在目,十二经脉中除手阳明大肠经外,其余五条阳经皆直接联系眼睛,足厥阴肝经与手少阴心经也联系目系,故目赤肿痛的发生与上述七条经脉有关,但与肝胆两经关系最为密切。各种外邪或肝胆之火,循经上扰,热毒蕴结目窍,均可导致目赤肿痛的发生。目赤肿痛以实证为主。

(2) 主症:目赤肿痛,畏光,流泪,眵多。

(3) 若起病较急,目睛红赤灼热,痒痛皆作,眵多清稀或黄黏,苔薄白或微黄,脉浮数者为外感风热;起病稍缓,病初眼有异物感,视物不清,继而目赤肿痛,眵多胶结,兼口苦咽干,苔黄,脉弦数者为肝胆火盛。

2.基本治疗

(1)治法:疏风散热,消肿止痛。以局部腧穴及手阳明、足厥阴经穴为主。

(2)主穴:睛明、太阳、风池、合谷、太冲。

(3)配穴:外感风热配少商、外关;肝胆火盛配行间、侠溪。

(4)刺灸方法:毫针泻法,太阳、少商点刺出血。

3.其他治疗

(1)挑刺法:在两肩胛间寻找阳性反应点,或在大椎两旁0.5寸处选点挑刺。本法适用于急性结膜炎。

(2)耳针法:取眼、神门、肝,毫针刺或用压丸法。亦可在耳尖或耳背静脉点刺出血。

(二)耳鸣耳聋

1.辨证要点　本病常与肝胆火旺、外感风邪和肾精亏耗等因素有关。病位在耳。肾开窍于耳,少阳经入耳中,故本病与肝胆、肾关系密切。火热或精亏致耳部脉络不通或失于濡养均可导致耳鸣、耳聋的发生。耳鸣、耳聋多为虚证,也有实证或虚实夹杂之证。

(1)实证。

主症:暴病耳聋,或耳中觉胀,耳鸣如潮,鸣声隆隆不断,按之不减。

兼耳闷胀,畏寒,发热,舌红,苔薄,脉浮数者为外感风邪;兼头胀,面赤,咽干,脉弦者为肝胆火盛;兼耳内憋气感明显,胸闷痰多,苔黄腻,脉弦滑者为痰火郁结。

(2)虚证。

主症:久病耳聋,耳鸣如蝉,时作时止,劳累则加剧,按之鸣声减弱。

兼头晕,遗精,带下,腰膝酸软,脉虚细者为肾精亏损;兼神疲乏力,食少腹胀,便溏,脉细弱者为脾胃虚弱。

2.基本治疗

(1)实证。

1)治法:疏风泻火,通络开窍。取局部腧穴及手足少阳经穴为主。

2)主穴:听会、翳风、中渚、侠溪。

3)配穴:外感风邪配外关、合谷;肝胆火盛配行间、丘墟;痰火郁结配丰隆、阴陵泉。

4)刺灸方法:听会、翳风的针感宜向耳底或耳周传导为佳,余穴常规针刺。

(2)虚证。

1)治法:补肾养窍。取局部腧穴及足少经穴为主。

2)主穴:听宫、翳风、太溪、肾俞。

3)配穴:脾胃虚弱配气海、足三里。

4)刺灸方法:听宫、翳风的针感宜向耳底或耳周传导为佳,余穴常规针刺,虚证可加灸。

3.其他治疗

(1)头针法:取颞后线,毫针刺,间歇运针,留针20分钟。

(2)耳针法:取肾、肝、胆、内耳、皮质下、神门,毫针刺,或压丸法。

(3)穴位注射法:取翳风、完骨、肾俞、阳陵泉等穴,选用丹参注射液或维生素 B_{12} 注射液,每穴 0.5~1.0 mL。

(三)鼻鼽

1.辨证要点

(1)鼻鼽是指突然和反复发作的以鼻痒、打喷嚏、流清涕、鼻塞等为主要表现的一种病证。呈季节性、阵发性发作,亦可常年发病。其发生常与正气不足、外邪侵袭等因素有关。病位在鼻,与肺、脾、肾三脏关系密切。基本病机是肺气失宣,鼻窍壅塞。

(2)主症:鼻痒,打喷嚏,流清涕,鼻塞。

(3)遇风冷易发,气短懒言,自汗,面色苍白,舌质淡,苔薄白,脉虚弱者,为肺气虚寒;患病日久,鼻塞、鼻胀较重,面色萎黄,四肢倦怠,舌淡胖,边有齿痕,苔薄白,脉弱无力者,为脾气虚弱;病久体弱,神疲倦怠,形寒肢冷,小便清长,舌质淡,苔白,脉沉细无力者,为肾阳亏虚。

2.基本治疗

(1)治法:调补正气,通利鼻窍。取局部腧穴、手阳明经穴为主。

(2)主穴:迎香、印堂、风池、合谷、足三里。

(3)配穴:肺气虚寒,配肺俞、气海;脾气虚弱,配脾俞、气海、胃俞;肾阳亏虚,配肾俞、命门。

(4)刺灸方法:毫针平补平泻法。印堂由上往下沿皮直刺至鼻根部;迎香由下往上沿鼻唇沟斜刺。

3.其他治疗

(1)耳针法:取内分泌、内鼻、肺、脾、肾,毫针刺,或用埋针法、压丸法。

(2)穴位敷贴法:取大椎、肺俞、膏肓、肾俞、膻中穴。用芥子 30 g,延胡索、甘遂、细辛、丁香、白芷各 10 g,研成粉末。上述药末用生姜汁调糊,涂纱布上,撒上适量肉桂粉,贴敷穴位。30~90 分钟后去掉,以局部红晕微痛为度。

(3)皮肤针法:取夹脊穴(C_1~C_4)、背部第1侧线、前臂部手太阴肺经。叩刺至局部皮肤潮红。

(四)牙痛

1.辨证要点

(1)牙痛常与外感风热、胃肠积热或肾气亏虚等因素有关,并因遇冷、热、酸、甜等刺激时发作或加重。病位在齿,肾主骨,齿为骨之余,手、足阳明经分别入下齿、上齿,故本病与胃、肾关系密切。外邪与内热等因素均可伤及龈肉,灼烁脉络,发为牙痛。

(2)主症:牙齿疼痛。

(3)若起病急,牙痛甚而龈肿,伴形寒身热,脉浮数者为风火牙痛;牙痛剧烈,齿龈红肿或出脓血,口臭,口渴,便秘,舌红,苔黄燥,脉洪数者为胃火牙痛;起病较缓,牙痛隐作,时作时止,牙龈微红肿或见萎缩,齿浮动,舌红,少苔,脉细数者为虚火牙痛。

2.基本治疗

(1)治法:祛风泻火,通络止痛。取手、足阳明经穴为主。

(2)主穴:合谷、颊车、下关。

(3)配穴:风火牙痛配外关、风池;胃火牙痛配内庭、二间;虚火牙痛配太溪、行间。

(4)方义:手足阳明经分入上下齿,合谷为手阳明经原穴,可清阳明之热,为治疗牙痛之要穴;颊车、下关属局部取穴,疏泄足阳明经气,消肿止痛。

(5)刺灸方法:毫针泻法,或平补平泻。循经远取可左右交叉刺,合谷持续行针1~2分钟。虚火牙痛者,太溪可用补法。

3.其他治疗

(1)耳针法:取口、颌、牙、神门、胃、肾,每次选用3~5穴,毫针中等强度刺激,或用压丸法。

(2)穴位敷贴法:将大蒜捣烂,于睡前贴敷双侧阳溪穴,至发泡后取下,用于齿龈疼痛。

(五)咽喉肿痛

1.辨证要点

(1)咽喉肿痛的发生常与外感风热、饮食不节和体虚劳累等因素有关。本病病位在咽喉,咽通于胃,喉为肺系,肾经上循喉咙,结于廉泉,故本病与肺、胃、肾等脏腑关系密切。外感风热熏灼肺系,或肺胃二经郁热上壅,或肾阴亏耗,虚火上炎,均可导致咽喉肿痛的发生。基本病机是火热或虚火上灼咽喉。

(2)主症:咽喉部红肿疼痛、吞咽不适。

(3)兼发热,汗出,头痛,咳嗽,舌质红,苔薄白或微黄,脉浮数者为外感风热;兼吞咽困难,高热,口渴喜饮,大便秘结,小便黄赤,舌红,苔黄,脉数有力者为肺胃热盛;兼咽干微肿,疼痛以午后或入夜尤甚,或咽部异物感,手足心热,舌红,少苔,脉细数者为阴虚火旺。

2.基本治疗

(1)实证。

1)治法:清热利咽,消肿止痛。取手太阴、手阳明经穴为主。

2)主穴:少商、合谷、尺泽、关冲。

3)配穴:外感风热配风池、外关;肺胃热盛配内庭、鱼际。
4)刺灸方法:用泻法,少商、关冲点刺出血。
(2)虚证。
1)治法:滋阴降火,利咽止痛。取手太阴、足少阴经穴为主。
2)主穴:太溪、照海、列缺、鱼际。
3)刺灸方法:用补法或平补平泻法,列缺、照海行针时可配合做吞咽动作。
3.其他治疗
(1)三棱针法:取少商、商阳、耳背静脉,点刺出血。
(2)皮肤针法:取合谷、大椎、后颈部、颌下、耳垂下方。中度或重度刺激。
(3)耳针法:取咽喉、心、扁桃体、耳尖等。毫针刺,或用压丸法。

(六)近视

1.辨证要点
(1)近视常与先天禀赋不足、后天用眼不当,或劳心伤神等因素有关。病位在目,与心、肝、肾关系密切。肝开窍于目,足厥阴肝经上目系,手少阴心经系目系。各种内外因素,导致目络瘀阻,或目失所养均可导致近视的发生。本病多为虚实夹杂之证。
(2)主症:视近清晰,视远模糊,视力减退。
(3)兼见眼易疲劳,神疲乏力,面色不华,头晕心悸,纳呆便溏,舌淡,脉细者为心脾两虚;兼见目干涩,耳鸣腰酸,舌红,少苔,脉细者为肝肾不足。
2.基本治疗
(1)治法:调气活血,养肝明目。以局部腧穴及足太阳、足少阳经穴为主。
(2)主穴:睛明、承泣、风池、光明。
(3)配穴:心脾两虚配心俞、脾俞、足三里;肝肾不足配肝俞、肾俞、太溪、太冲。
(4)刺灸方法:主穴宜平补平泻,配穴均用补法,可加灸。
3.其他治疗
(1)皮肤针法:取眼周腧穴、风池,轻度或中度叩刺,至皮肤潮红为度。
(2)耳针法:取眼、肝、肾、心、脾、神门,每次选用2~3穴,毫针刺或用压丸法。

参考文献

［1］石学敏.针灸学［M］.2版.北京:中国中医药出版社,2003.
［2］梁繁荣,王华.针灸学［M］.4版.北京:中国中医药出版社,2016.
［3］汪安宁,易志龙.针灸学［M］.4版.北京:人民卫生出版社,2018.
［4］沈雪勇.经络腧穴学［M］.4版.北京:中国中医药出版社,2016.
［5］东贵荣,马铁明.刺法灸法学［M］.3版.北京:中国中医药出版社,2012.
［6］王富春,马铁明.刺法灸法学［M］.4版.北京:中国中医药出版社,2016.
［7］刘茜.针法灸法［M］.4版.北京:人民卫生出版社,2018.
［8］国家中医药管理局中医师资格认证中心中医类别医师资格考试专家委员会.中医执业医师资格考试实践技能指导用书:具有规定学历、师承或确有专长［M］.北京:中国中医药出版社,2020.
［9］国家中医药管理局中医师资格认证中心中医类别医师资格考试专家委员会.中医执业医师资格考试医学综合指导用书:具有规定学历、师承或确有专长［M］.北京:中国中医药出版社,2020.